JN234269

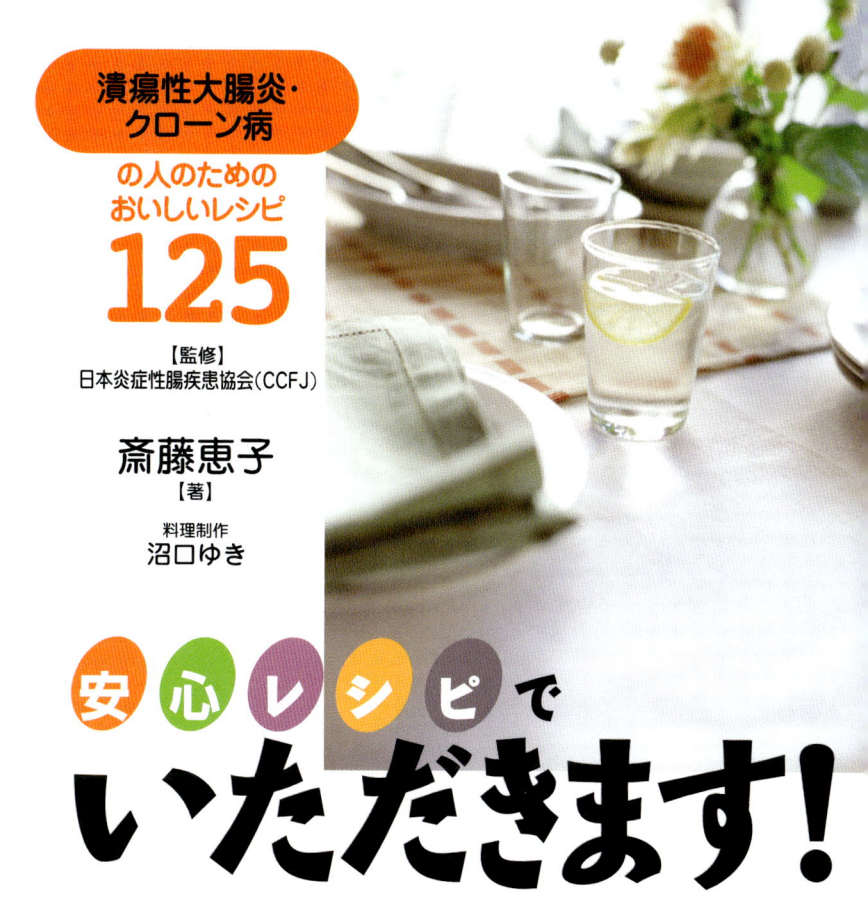

潰瘍性大腸炎・クローン病の人のためのおいしいレシピ **125**

【監修】
日本炎症性腸疾患協会（CCFJ）

斎藤恵子
【著】

料理制作
沼口ゆき

安心レシピで いただきます！

弘文堂

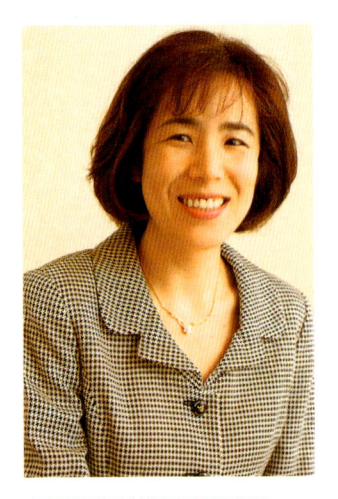

東京医科歯科大学医学部附属病院
臨床栄養部 副部長
管理栄養士

斎藤 恵子

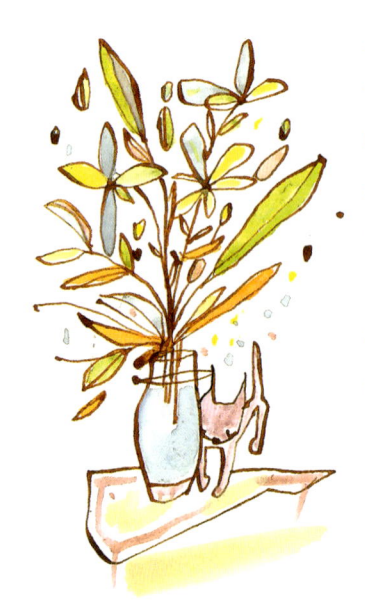

はじめに

　炎症性腸疾患の食事は腸管の安静を保つため、低脂肪・低刺激食が基本とされています。このような食事では患者さんのなかには、食事療法というより食事制限ととらえてストレスを感じていたり、また何をどのように調理したらよいのか不安を抱えている方が多くみられます。この本はそのような悩みを持っておられる患者さんや家族の方にとって参考になり、強い味方になることを心から願って書きました。

　一般に食事療法の本は治療目的の栄養成分が優先で、おいしさ、楽しさは忘れられがちですが、本書は目で見て楽しんで、作って簡単、食べておいしく安心なレシピ集にでき上がったのではないかと思っております。このレシピ集が、食卓をより豊かに、そして患者さんと家族との団欒、友人や恋人など、大切な人々との交友関係を深めることに少しでも役に立つことができれば幸いです。

　メニュー作成に際しましては細心の注意を

払いましたが、患者さん個人によっても病状は異なりますので、食事内容の細部については主治医や栄養士に相談してください。またその時々の病状に合わせて、素材や量を加減してください。それぞれの料理について体調の良し悪しでどう対応すればよいか、同じ料理でもちょっとした工夫でどう幅を広げられるかなどについて、なるべく多くアドバイスできるように「ワンポイントアドバイス」の欄を設けました。毎日の食事が楽しく、これを参考に食事療法を長続きさせて、より良い状態が持続できるよう切に願っています。

　最後にこの本の作成にあたり、協力して下さったスタッフの皆さん、医療面での監修をして下さった髙添正和先生および田中寅雄先生、そして料理を作ってみての感想をいただいた患者さん方、本当にありがとうございました。この場を借りて厚く御礼申し上げます。

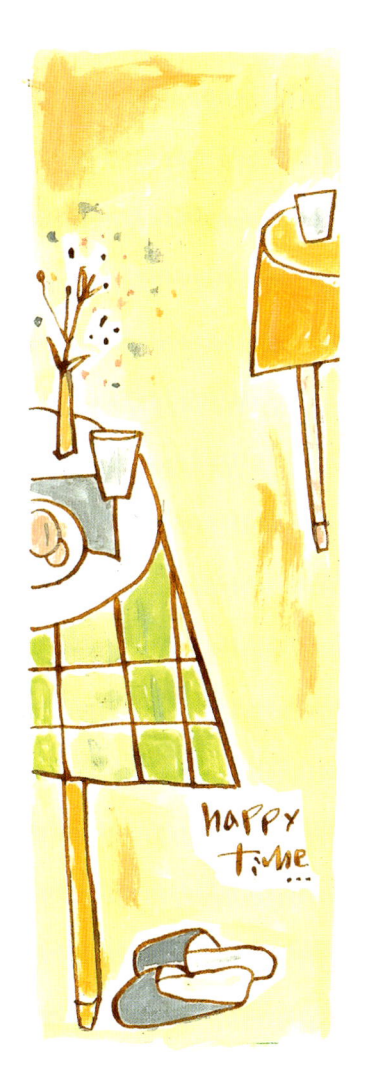

平成13年4月

Message

Contents もくじ

はじめに —— 2

1. 炎症性腸疾患とは ……………………… 7

炎症性腸疾患の現状 —— 8
潰瘍性大腸炎／クローン病／病気の原因／炎症性腸疾患の治療／厚生労働省の対応

食事療法の実際 —— 12
食事療法の基本 —— 12
 1. 高エネルギー食　2. 低脂肪食　3. 低刺激食
一日に必要なエネルギー —— 14
食品添加物への注意 —— 15
食品の選び方（比較的安全な食品・控えた方がよい食品） —— 16

不足しやすい栄養素 —— 18
ビタミンB₁₂／亜鉛／カルシウム／セレン

生活上の心構え —— 19
就職の問題／学校生活／その他（季節変化、生理、妊娠・出産について）

2. 寛解期におすすめの 主食の安心レシピ ……………………… 21

A. 具を楽しむご飯 —— 22
和風カレーライス —— 23
さけチャーハン —— 24
チキンピラフ —— 25
穴子の混ぜずし —— 26
あじの干物の混ぜご飯 —— 27
しば漬けとしその混ぜご飯 —— 27
かきのリゾット —— 28
トマトリゾット —— 29
鯛めし —— 30
カルシウム(Ca)ご飯 —— 31
中華おこわ —— 32
ご飯の友・簡単ふりかけ —— 33
（ビタミンふりかけ／じゃことしそのふりかけ）

B. パスタとめんで —— 34
ホワイトクリームスパゲッティ —— 35
ツナトマトスパゲッティ —— 36
ほうれんそうと
 アンチョビーのスパゲッティ —— 36
梅干とささみのスパゲッティ —— 37
焼きなすの冷製パスタ —— 38
ソースパスタ焼きそば風 —— 39
パスタの冷やし中華風 —— 40
たらことろろめん —— 41
鶏肉と小松菜のにゅうめん —— 42
みそ煮込みめん —— 43

C. ときにはパンを —— 44
パンケーキ —— 45
スクランブルエッグのピザトースト —— 46
フレンチトースト —— 47
ピザトースト —— 47
ツナサンド —— 48
卵サンド —— 48
チキンカツサンド —— 49
ポテトサンド —— 49
ロールサンド —— 50
クリームサンド —— 50

・本書で使用した計量の単位は、カップ1=200cc、米1カップ=180cc、大さじ1=15cc、小さじ1=5ccです。
・本書で使用した電子レンジの出力は500Wです。

3. 寛解期の おかずとデザートの安心レシピ … 51

A. 身近な魚介で —— 52
えびと白身魚の和風焼売 —— 53
白身魚の梅みそ焼き —— 54
たらのにんにくじょうゆ焼き —— 55
ぶりの鍋照り焼き —— 56
さばの竜田揚げ風 —— 57
いわしの梅煮 —— 57
鯛のカルパッチョ —— 58
じゃが芋入りブイヤベース —— 59
あじの揚げだし —— 60
かきのケチャップあえ —— 61
[油をよく知って上手なとり方を] —— 62
　1.脂肪の種類　2.脂肪酸の働き
　3.脂肪酸バランス　4.油を控える調理の工夫

B. 卵と豆腐でおいしく —— 64
スフレオムレツ —— 65
豆腐とかにの卵白とじ —— 66
豆腐とえびのチリソース風 —— 67
麻婆豆腐 —— 68
たらこ豆腐 —— 69

C. 鶏肉でボリュームを —— 70
鶏のから揚げ風 —— 71
チキンカツ —— 72
ささみ餃子 —— 73
鶏肉のトマト煮 —— 74
鶏肉のクリーム煮 —— 75

D. うれしいデザートタイム —— 76
ソフトリングケーキ —— 77
紅茶のシフォンケーキ —— 78
ふわふわケーキ —— 79
キャロットケーキ —— 80
ポンム・シャトレーヌ —— 81
かぼちゃのプディング —— 82
黒胡麻のムース —— 82
パンプディング —— 83
柚子ゼリー —— 83
りんごのコンポート —— 84
洋梨のコンポート —— 84
オレンジシャーベット —— 85
メロンシャーベット —— 85
いちごのシャーベット —— 85
レアチーズケーキ —— 86

4. 寛解期におすすめの 毎日のラクラク献立 … 87

朝食（和風）—— 88
あじの干物 大根おろし添え／ほうれんそうのお浸し／豆腐とねぎのみそ汁／ご飯

朝食（洋風）—— 89
温野菜のピクルス／卵とチーズのふわふわスープ／洋梨のヨーグルトがけ／ジャムつきトースト

昼食（中華風）—— 90
ジャージャーめん／青梗菜とはんぺんの中華スープ／杏仁豆腐

昼食（和風）—— 91
卵とじうどん／白玉じるこ

夕食（和風）—— 92
さつま汁／金目鯛の煮つけ／きゅうりと生ゆばの酢の物／ご飯

夕食（中華風）—— 94
天津丼／拌三絲／ワンタンスープ

夕食（和風）—— 96
まぐろ丼／大根とにんじんのきんぴら／お麩と三つ葉の澄まし汁

夕食(洋風) ——— 98
さけのムニエル 粉ふき芋添え／コールスローサラダ／大根と油揚げのみそ汁／ご飯

夕食(和風) ——— 100
カレー肉じゃが／季節の魚の塩焼き 大根おろし添え／あさりのみそ汁／ご飯

白身魚の焼き物べんとう ——— 102
白身魚のオランデーズソース焼き／鶏レバーのソースマリネ／グリーンアスパラのごまあえ／かぼちゃの煮物 ラディッシュ添え／ご飯

つくね焼きべんとう ——— 103
はんぺん入りつくね焼き／筑前煮／栗の甘露煮とりんご／ご飯

献立の立て方の注意 ——— 104　　基本調味料について ——— 104

5. 症状が悪いときの食事 ——— 105

A. 体調がすぐれないときには ——— 106
ささみとはんぺんの茶碗蒸し ——— 107
はんぺんのふわふわ煮 ——— 108
さけのホイル焼き ——— 108
豆腐の田楽 ——— 109
白身魚のみそ煮 ——— 109
蒸し魚のあんかけ ——— 110
白身魚のおろし煮 ——— 111
豆腐と野菜の卵とじ ——— 111
木の葉焼き ——— 112
ポーチドエッグ ——— 112
炒り豆腐 ——— 113
野菜の熟煮 ——— 113

B. 活動期の補いに ——— 114
りんごのくず湯 ——— 115
みかんのくず湯 ——— 115
にんじんスープ ——— 116
グリーンポタージュ ——— 117
みぞれ汁 ——— 117
おいしいおかゆ作りのコツのコツ ——— 118
　白がゆ ——— 119
　玄米がゆ ——— 119
おいしいおかゆバリエーション
　クコがゆ ——— 120
　白身魚の刺身がゆ ——— 120
　ウーロン茶がゆ ——— 121
　かぼちゃがゆ ——— 121

Q&Aのページ ——— 122
Q. 貧血にいい食べ物はありますか？
Q. 炎症性腸疾患の病態と腸内細菌叢は関係がありますか？
Q. 牛乳は病態を悪化させますか？
Q. お鮨や刺身など魚を生で食べるのは大丈夫ですか？
Q. 外食のときの注意点は？ どんなものを食べたらいいですか？
Q. 経腸栄養剤は成分栄養剤のほかにどんなものがありますか？
Q. 食欲がないときはどうしたらよいでしょうか？

料理・事項索引 ——— 125

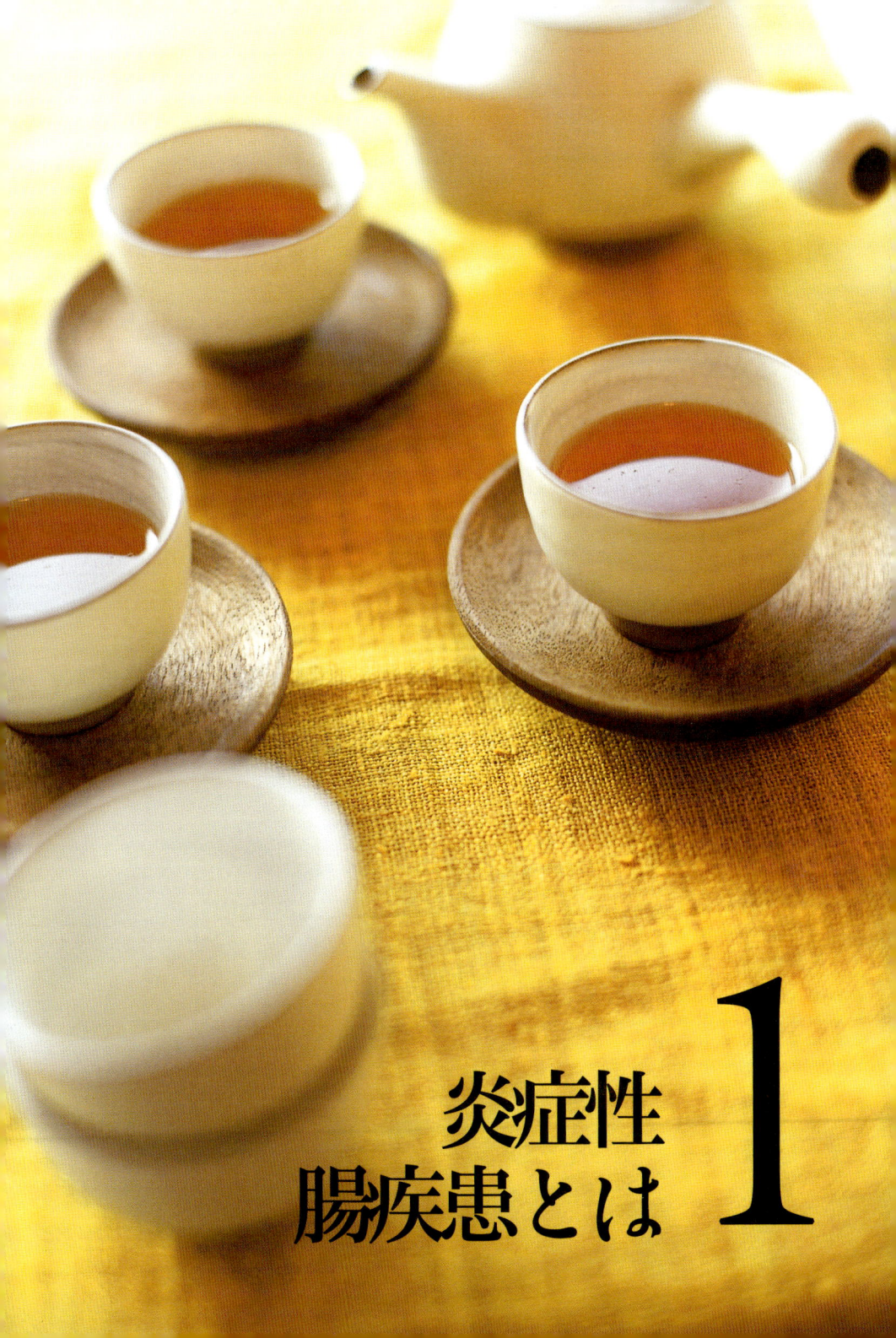

炎症性腸疾患とは 1

炎症性腸疾患の現状

炎症性腸疾患（IBD:Inflammatory Bowel Disease の略）は、潰瘍性大腸炎・クローン病という2つの疾患の総称で、先進国に多い病気です。わが国でも食生活の欧米化と歩調を合わせ、増加しています。両疾患とも若年者に多く発症し、その原因はいまだ不明で、良くなったり（寛解）、悪くなったり（再燃）を繰り返し、慢性に経過します。現時点では根治療法がないため、患者さんはこの病気と長くつき合っていく覚悟が必要です。

潰瘍性大腸炎　UC:Ulcerative Colitis の略

　潰瘍性大腸炎は、直腸から口側に向って連続性に大腸粘膜に炎症や潰瘍を形成する疾患です。主な病状は、下痢、粘血便、腹痛などで、ほとんど症状のない寛解期と粘血便などがある再燃を繰り返します。病変の範囲によって全大腸炎型、左側大腸炎型、直腸炎型に分けられ、炎症の範囲が広いほどやっかいになります。軽症や中等症は外来で治療が可能ですが、重症になると入院治療が必要となります。

　潰瘍性大腸炎は主に20歳代の若年層に多く発病します。

クローン病　CD:Crohn's Disease の略

　クローン病の病変は、口腔から肛門までの消化管のあらゆる部位に起こりえますが、主に小腸と大腸に多く、特徴的な縦に長い潰瘍や敷石状病変を生じます。病変部位により小腸型、小腸・大腸型、大腸型に分類されます。主な症状には腹痛、下痢、栄養障害、肛門部病変などがあります。消化管の合併性として、裂溝、狭窄、瘻孔の形成などがみられ、そのほか消化管以外には関節痛、関節炎、尿路結石、胆石などが生じることがあります。

　この病気は1932年、米国のBurrill Bernard Crohn（ブリル・バーナード・クローン）らにより、初めて回腸末端部の疾患として報告されました。最初の報告者の名前をとってクローン病と呼ばれますが、最近話題になっているクローン（Clone）羊のクローンとは異なります。またクローン病は人から人に感染症のように伝染する病気ではありません。

病気の原因

潰瘍性大腸炎の発病の原因として免疫異常説、感染説※、遺伝説、食事説、心理的要因などが報告されていますが、はっきりした原因はわかっていません。クローン病の発病の原因としては、特異的な細菌やウイルスの感染、食事抗原、食事因子による腸内細菌叢の変化などが報告されています。（※何らかのウイルスや細菌による感染に対して、個体が過剰に反応して発病するという機序（メカニズム））

近年、分子遺伝学、分子免疫学の急速な進歩に伴い、病因と病態が解明されつつあります。

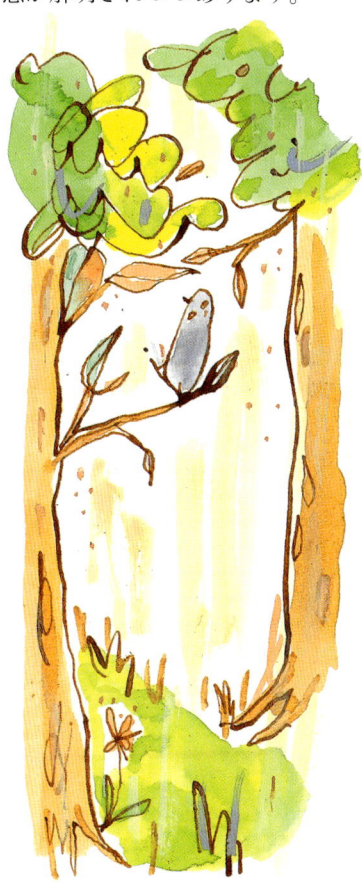

炎症性腸疾患の治療

炎症性腸疾患の治療の目的は、痛みなどの症状を軽減・消失させ、またその時期を長く維持することにあります。そして患者さんの社会生活や家族生活を円滑に営むことができるようにすることです。

潰瘍性大腸炎の薬物療法は炎症を改善する目的でステロイドホルモン、5-アミノサリチル酸製薬、免疫調整剤、白血球除去療法、抗TNFα受容体拮抗薬の投与などが行われています。

重症例や、ステロイド剤抵抗性やステロイドの使用量が多くなった場合、長期経過中、

炎症性腸疾患の現状

まれに大腸癌を合併する場合には手術を考慮しなければなりません。

クローン病の治療は栄養療法、薬物療法、外科療法を組み合わせます。栄養療法には中心静脈栄養法と経腸栄養法があり、狭窄、瘻孔、出血があるときは中心静脈栄養法が選択されます。ただし、症状が落ち着いて腸管の使用が可能になったら、速やかに経腸栄養法に移行します。クローン病では腸管粘膜の透過性が亢進しており、本来腸管を通り抜けることができない物質が体内に侵入しやすいといわれています。また、免疫反応も亢進しているため、侵入した抗原（食事中に含まれるなんらかの物質）が腸管の病変の発生因子、あるいは増悪因子となりうると考えられています。

そこで、アレルゲンを含まない成分栄養剤を用いた経腸栄養法を行うと、栄養状態がよくなるだけでなく、炎症状態が改善されるなどの治療効果と寛解維持効果がみられます。重篤な副作用もきたさないため、厚生労働省研究班の治療指針でも栄養療法を第一に選択すべき治療法としています。薬物療法はステロイドホルモン、5－アミノサリチル酸製薬、免疫調整剤、抗TNFα受容体拮抗薬の投与などが行われます。免疫調整剤は移植での拒絶反応をコントロールするのに用いられますが、IBDでは量を減らして免疫を調整する目的に用います。

外科的治療は内科的治療で効果が得られない場合に行われます。原則的には狭窄、瘻孔、膿瘍、大出血が手術の適応となります。

厚生労働省の対応――公費負担で治療を受けることができます

1960年代後半ごろよりスモンやベーチェット病、重症筋無力症が多発しました。しかし当時は原因も明らかでなく、その治療法も確立されていなかったため、患者ならびに家族や介護者の苦痛と負担は並大抵のものではありませんでした。そこで、患者および家族などの社会的要請に応えるべく、厚生労働省は「難病対策要綱」を定め、特定疾患医療給付事業の指針が出されました。それに伴い炎症性腸疾患も「特定疾患」に指定され、僅かな一部自己

負担はありますが、患者とその家族、介護者の経済的負担の軽減が図られています。また厚生労働省では、炎症性腸疾患の病因解明と診断および治療の基準作成のために研究班を設立しています。その他、難病情報センターを設立し、炎症性腸疾患の療養生活に関する情報を提供しています（http://www.nanbyou.or.jp/）。

●炎症性腸疾患（IBD）の患者数　医療受給者証交付件数より

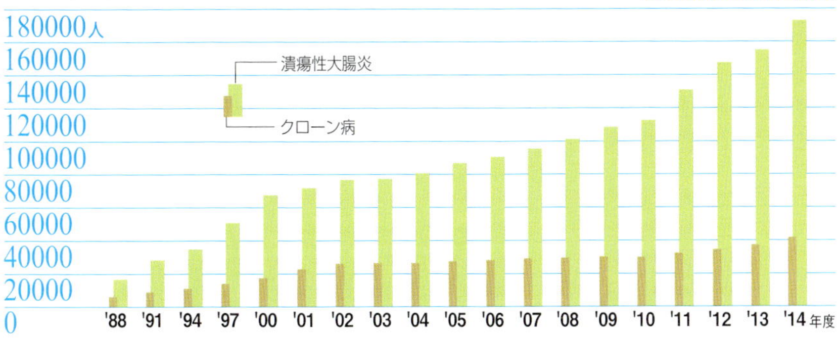

●潰瘍性大腸炎（UC）の推定発症年齢

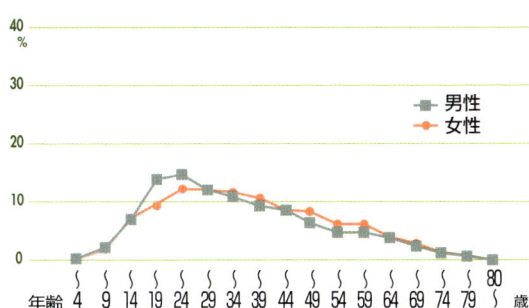

潰瘍性大腸炎の患者数を特定疾患医療受給者証交付件数でみると、2014年度には170,781人が登録されており、毎年数〜10％増加しています。

発症年齢は男性で20〜24歳、女性で25〜29歳をピークとする若年者に好発しますが、小児や50歳以上にも見られます。発病率に男女差はありません。

厚生労働省特定疾患難治性腸管障害
調査研究班
平成4年度研究報告書（武藤班）より

●クローン病（CD）の推定発症年齢

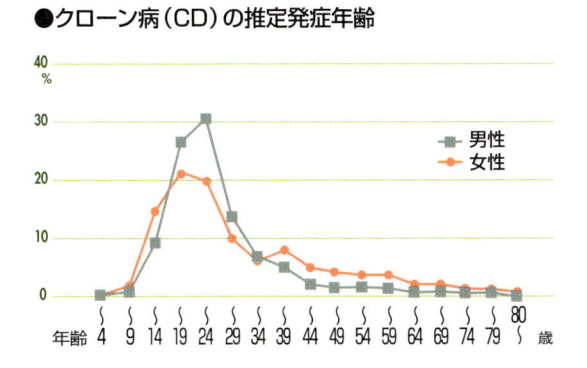

クローン病の患者数を特定疾患医療受給者証交付件数でみると、2014年度には40,885人が登録されており、潰瘍性大腸炎と同様に毎年数％ずつ増加しています。

発症年齢は男性で20〜24歳、女性で15〜19歳をピークとする若年者に好発します。発病率は約2：1と男性に多く見られます。

厚生労働省特定疾患難治性腸管障害
調査研究班
平成4年度研究報告書（武藤班）より

食事療法の実際

[食事療法の基本]

炎症性腸疾患の食事療法は、腸管の安静を維持するため低脂肪・低刺激食が基本であるといわれています。

1. 適正エネルギー食

①エネルギーの必要性

炎症性腸疾患は、基礎代謝量や生活活動量の高い若年者に多く発症し、また炎症により必要エネルギーが増加し、創傷治癒にもエネルギーを要するため、適正なエネルギーが必要となります。

しかし、適切な栄養補給ができなくなると、全身倦怠や体重減少、貧血などの低栄養状態に陥りやすくなります。栄養状態を改善することは、体力回復だけではなく、薬効を高め、腸管病変の治癒を促進するなど、治療全体に反映します。

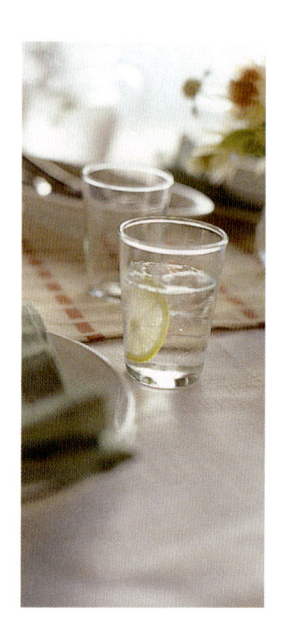

②エネルギーの摂り方

栄養状態を改善するため第一に必要なのがエネルギー源ですが、クローン病では、食事のみで必要エネルギーを確保すると腸管への負担が大きくなり再燃率が高くなるので、成分栄養剤と組み合わせます（P.14参照）。

食事ではご飯、粥、もち、麺などの主食をしっかり食べてエネルギーを確保することをおすすめします。主食となる炭水化物は食事性抗原となりにくく、また効率のよいエネルギー源です。食事の60％程度を主食で摂るのが理想的で、特に米は安全な食品と考えられているので、米飯を主体とした食事を心がけましょう。

2. 低脂肪食

脂肪は他の栄養成分と比べて腸管の蠕動(ぜんどう)運動を著しく刺激します。また脂肪の消化吸収に必要な胆汁酸が、回腸末端部や上行結

腸で再吸収されずに腸管に刺激を与え、下痢や腹痛の原因となりやすく、腸管安静を保つには脂肪の量を制限することが大切です。

　脂肪は油としてだけではなく、食品中－特に多脂性食品（生クリーム、チーズ、バラ肉、ベーコン、サラミソーセージ、うなぎ、さば、大とろ、マヨネーズ、ドレッシング、インスタント食品、ポテトチップス、チョコレート、クッキーなど）－にも含有。

　クローン病では１日の脂肪摂取量が30ｇを超えると再燃率が高くなることが明らかになっているので30ｇ未満に制限しておくと安全です。潰瘍性大腸炎では40〜50ｇ程度がよいでしょう。

3. 低刺激食

　食物繊維はその生理作用により、水溶性と不溶性とに分類されます。このうち水溶性食物繊維は便中の水分を吸収し、下痢を軽くする作用、胆汁酸吸着能、腸内細菌叢により発酵を受けて発酵産物が大腸粘膜のエネルギー源となるなどが知られています。その上、腸管に与える刺激も少ないことから、炎症性腸疾患の患者さんにもおすすめの食物繊維です。水溶性食物繊維はりんごやバナナ、桃などの果物に含まれるペクチン、海藻のヌルヌルした部分に含まれるアルギン酸などがあります。最近では炭水化物に含まれる難消化性でんぷん（レジスタントスターチ）も水溶性に分類されます。

　一方、非水溶性食物繊維は腸管に与える刺激が大きく、下痢や腹痛の原因となりやすく、また狭窄のある人では閉塞の危険性が高くなります。きのこ類や海藻、こんにゃく、ごぼう、れんこんなどに非水溶性食物繊維が多く含まれています。

　一時食物繊維は「非栄養素」とされ、栄養素の吸収を妨げるとして極力制限していましたが、研究が進むに従って各種の生理作用があることがわかってきました。炎症性腸疾患の寛解期においては、狭窄のある方を除いて繊維摂取の厳しい制限は不要であり、病状が悪化しない限り、摂取したほうがよいとされています。

食事療法の実際

［一日に必要なエネルギー］

　食事療法の基本の項で適正なエネルギー食の必要性について述べましたが、クローン病では寛解状態を維持するために、ある程度のエネルギーを成分栄養剤で摂る栄養療法がすすめられています。成分栄養剤を摂取することにより、栄養状態がよくなるだけでなく、腹痛や下痢などの腹部症状も改善することがわかっています。（潰瘍性大腸炎では、栄養療法は炎症改善などの治療効果はあまり望めず、補助的治療といわれています。）

　寛解期において成分栄養剤をどの程度施行したらよいのかについては、いろいろ意見の分かれるところですが、一般にはクローン病の病勢に応じて、成分栄養剤と低脂肪・低刺激の経口食との比率を適宜変更するスライド方式（図）が施行されています。スライド方式とは、再燃時には成分栄養剤を増量し経口食を減らし、寛解期では成分栄養剤を減量し、経口食の量・内容を増やして通常の食事に近づけていく方法です。

　当院では成分栄養剤は、理想体重1kg当たり20kcal程度を目安に施行するようおすすめしています。下図がその例です。

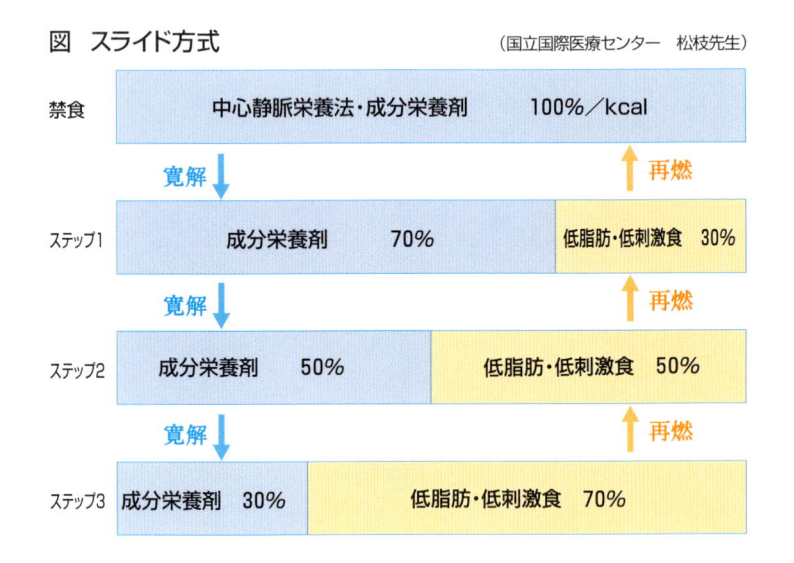

図　スライド方式　　　　　　　　　　　　　（国立国際医療センター　松枝先生）

禁食	中心静脈栄養法・成分栄養剤 100%／kcal	
ステップ1	成分栄養剤 70%	低脂肪・低刺激食 30%
ステップ2	成分栄養剤 50%	低脂肪・低刺激食 50%
ステップ3	成分栄養剤 30%	低脂肪・低刺激食 70%

（各ステップ間：寛解↓　再燃↑）

＊ 理想体重の求め方　理想体重＝身長（m）^{2}×22
＊ １日に必要なエネルギー量の目安　理想体重（kg）×40kcal
（潰瘍性大腸炎では、このエネルギー量をすべて食事で摂ります。）

［食品添加物への注意］

　現代は加工食品時代。家庭で料理を作らなくなり、ファストフードや外食で済ませたり、冷凍食品、惣菜、インスタント食品、コンビニ食品など、便利で長持ちする加工食品を利用する機会が増えています。炎症性腸疾患患者さんの発症前の食生活調査でも、ファストフードやインスタント食品の摂取量が多いと発症率が高いと報告されています。そうした背景には脂肪やたんぱく質の量的、質的問題もありますが、加工食品に含まれる食品添加物の関与も考えられています。

　いまの時代、食品添加物を全く摂らない食事は不可能かもしれません。しかし努力次第で食品添加物を減らすことはできます。再燃を予防するためにも正しい知識を持って、食品購入の際には表示を確認し、できる限り手作りを心がけましょう。

関与が疑われている食品添加物

【増粘剤（増粘多糖類）　カラゲニン（カラギーナン）】

　カラゲニンは海藻（紅藻類）から抽出された天然のものですが、潰瘍性大腸炎発症との関係が疑われています。発症の明確な機序（メカニズム）はわかっていませんが、腸管粘膜に存在するマクロファージがカラゲニンを貪食し、その刺激によりマクロファージからリゾソーム酵素が放出され、組織の炎症と傷害を引き起こすものと考えられています。

　増粘剤はおよそ15品目あり、1品目を添加した場合は物質名を表示しなければなりませんが、2品目以上添加した場合は表示の義務はないとされています。

【用途】ゼリー、プディング、乳製品、アイスクリーム、ヨーグルト、水産練り製品、プロセスチーズなど

食品の選び方

(各食品とも個人によって異なるので注意が必要。いずれの食品も消化しやすいように調理する。)

比較的安全な食品

●分類	●病状が落ちつかないとき	●寛解期	
穀類	粥、ごはん、うどん、ひや麦、そうめん、もち	胚芽米、そば、スパゲッティ・ビーフン、食パン・フランスパン／玄米、ライ麦パン、ブラン系シリアル ※パンはイーストにアレルギー反応を示すことがあるので注意	
芋、およびでんぷん類	じゃが芋	里芋、長芋、さつま芋（皮はむく）※発酵しやすいので一度に摂る量は控える、春雨	
砂糖類	砂糖、はちみつ	オリゴ糖 ※使用量によって一過性の下痢が起きるので注意が必要	
菓子類		和菓子、せんべい、あめ　幼児向けハードビスケット、卵ボーロ　カステラ、プリン	
油脂類	添加脂肪なし	しそ油などn-3系もしくはn-9系脂肪酸やMCT（中鎖脂肪酸）少量より始める	
種実類	禁止	すりごま・練りごまを少量	
豆類	豆腐、豆乳	油揚げ、厚揚げ（湯通しして少量）、凍豆腐、納豆少量（ひきわりの方がよい）、きな粉	
魚類	鯛、たら、かれい、すずき、金目鯛、いとより、白す干し、まぐろ水煮、はんぺん、ふぐ	鮭、ます、まぐろ（赤身）、あじ、かじきまぐろ、たちうおいわし、さば、さんま、さわら、はまち、ぶり、一夜干しかき／ちくわなど練製品	
肉類	ささみ、鶏皮なし肉／少量	脂肪のない部位少量　レバー、豚もも・ひれ肉、牛もも・ひれ肉　※クローン病では避けた方がよい	
卵類	鶏卵、うずら卵	左と同じ	
乳類		カッテージチーズ、スキムミルク、低脂肪牛乳、ヨーグルト、乳酸飲料　※乳糖不耐症の人は避ける	
野菜類	大根、にんじん、かぶ、皮むきかぼちゃ、野菜ジュース	キャベツ・白菜・ほうれんそうなどの葉先、ブロッコリー・カリフラワーなどの花蕾、皮むききゅうり・茄子・トマト、玉ねぎ	
果実類	りんご、バナナ、桃缶・洋梨缶などペクチンを多く含むもの　刺激の少ない果汁	左と同じ	
藻類　きのこ類	使用しない	わかめ／よく煮たもの少量　のり・のり佃煮、きのこ類は細かくして少量	
嗜好飲料類	紅茶少量、麦茶・番茶・ほうじ茶など	左と同じ　緑茶	
調味料類	しょうゆ、みそ	トマトケチャップ、刺激の少ないソース、ノンオイルタイプのドレッシング、マヨネーズ、酢を少量	
香辛料類	避ける	しょうが、わさび、ハーブなどを少量	

炎症性腸疾患に関する食事内容の明確な基準は、厚生労働省の治療指針にも示されていません。そこでこの表を目安に、自分の病状に合わせて食品を選ぶようにしましょう。

炎症があるとき、狭窄があるとき、控えた方がよい食品

●食品の種類とその理由・対策

	ラーメン・インスタントラーメン→脂肪が多い クロワッサン・デニッシュ・揚げパン・調理パン→脂肪が多い とうもろこし、ポップコーン→繊維が硬く、多い
	こんにゃく類→食物繊維が多い
	精製された糖質は腸内発酵しやすい。
	洋菓子・スナック菓子→脂肪が多い チョコレート→*シュウ酸を多く含んでいる
	バター、マーガリン　カレー、揚げ物など、一度にたくさん脂肪を使う調理は避ける
	ピーナッツ、アーモンドなどのナッツ類→脂肪が多い、繊維が硬い
	大豆、黒豆、おから 小豆、うずら豆（裏ごしする）→豆の皮は消化できず、発酵しやすい
	いか、えび、たこ→消化が悪い かき以外の貝類→消化が悪い（あさり、しじみのみそ汁程度は可） 塩辛、佃煮、くんせい品、するめいか、小えび、くらげ→消化が悪い みりん干し→消化が悪い
	ロース、バラ、ひき肉 ロースハム、サラミ、ベーコン、ソーセージ→脂肪が多い
	アイスクリーム、生クリーム、牛乳、チーズ→乳脂肪が多い 乳糖不耐症がある場合はラクターゼ製剤使用も可
	食物繊維の多い野菜　ごぼう、はす、筍、ふき、ぜんまい、セロリ、うど、もやし、かんぴょう、切り干し大根、たくあん→野菜類の繊維は、煮て柔らかくする、繊維に逆らって切る
	いちご、キウイ、ブルーベリー、ラズベリー→種が腸に残りやすい 柑橘類→刺激を与える、袋が消化しにくい　柿、日本梨、レーズン、干し柿→消化しにくい ぶどう、メロン→腸内発酵しやすい　プルーン→緩下作用がある
	ひじき、昆布、きのこ類一般→粗繊維が多い
	アルコール→腸を刺激するので注意　ココア→*シュウ酸を多く含んでいる コーヒー→腸を刺激する　清涼飲料水→添加物も多く、また糖質の摂りすぎになる
	＊シュウ酸を控えたい理由 　脂肪の吸収不良に、下痢や発熱に伴う脱水症が合併すると、シュウ酸の血中濃度が高くなり、腎臓をはじめとする尿路系にシュウ酸結石が生じやすくなるので控えたい。
	唐がらしは禁止

不足しやすい栄養素

炎症性腸疾患による食事制限や薬剤の投与、腸管の切除などによって、下記の栄養素が不足しがちになります。これらの栄養素を多く含む食品を摂るように心がけましょう。

各【推奨量】は、日本人の食事摂取基準を参考にあげていますが、症状により必要とされる量は多くなります。 $\frac{1}{1000}g=1mg$ $\frac{1}{1000}mg=1\mu g$

ビタミンB_{12} 【推奨量】2.4μg／日

・回盲部で吸収されるビタミン。

・クローン病の好発部位であり、切除することも多く、吸収不良となり不足しやすい。また、極端な食事制限をすることによっても不足する。ビタミンB_{12}が欠乏すると巨赤芽球性貧血となりやすい。

多く含む食品…豚レバー・鶏レバー（肝臓）、かき、いわしなど

亜鉛 【推奨量】男性10mg、女性8mg

・亜鉛はたんぱく合成に重要。亜鉛の摂取不足や吸収障害、消化管からの喪失、消費の増大などが原因で低亜鉛血症となりやすい。

・不足すると創傷治癒の遅延となるので、充分な摂取が望まれる。

多く含む食品…かき、大豆製品、いわし、煮干し、卵、鶏レバー（肝臓）など

カルシウム 【推奨量】男性15～29歳800mg　30～49歳650mg　50歳以上700mg　女性650mg

・乳製品を制限することが多いため、摂取不足である。

・ステロイドホルモンを服用していると吸収が阻害され、欠乏しやすい。

多く含む食品…乳製品、小魚、豆腐など

セレン 【推奨量】男性30μg　女性25μg

・成分栄養剤・中心静脈栄養剤にはほとんど含まれていないため、これらの長期にわたる投与はセレン欠乏症となりやすい。

・セレン欠乏の症状は、爪床部白色化、筋肉痛、筋力低下などの他、不整脈・頻脈等の重篤な心筋症も報告されている。

多く含む食品…煮干し、かつお、さわら、たらこ、わかさぎ、鶏卵、牛レバー・鶏レバー（肝臓）など

生活上の心構え

就職の問題

　就職に際しては自分の病気について申告する必要はありません。病気も本人のプライバシーであるからです。

　逆に病気を明らかにして就職する方法もあります。病気のため、やむなくストーマ（人工肛門）を造設せざるをえなかった場合や一日に必要な栄養を食事のみでは補充できず成分栄養経管栄養法を施行している場合、直腸膀胱機能障害や小腸機能障害などの身体障害者手帳の取得が可能となります。そして身体障害者手帳を有している身体障害者のための就職枠による就職の機会を利用することも可能となります。この制度は身体障害を有する人の雇用を促進するために設けられたものですが、必ず雇用を保証するものではありません。あくまでも、就職試験を受験するチャンスが保証されるだけで、あとは個々の能力次第で採用が決まります。

学校生活

　学校生活はとくに問題はないと思いますが、就学時には必ず担任の先生に病気について報告し、理解を得ておくことが大切です。トイレに行きやすいとか、薬の服用が容易にできるような環境を整えてもらったりします。

　食事については給食で食べてはいけない食品を残したり、お弁当などを持っていけるように話し合いましょう。できるだけ子どもたちが無理なく学校生活を送ることができるよう配慮してもらうべきです。

　運動については原則的には症状があるとき、ステロイド剤を大量に服用している時期には避け、体育の授業などは、見学にとどめておくべきです。症状が消失し、ステロイド剤から離脱している期間は、疲労が残らない程度の運動は構いません。

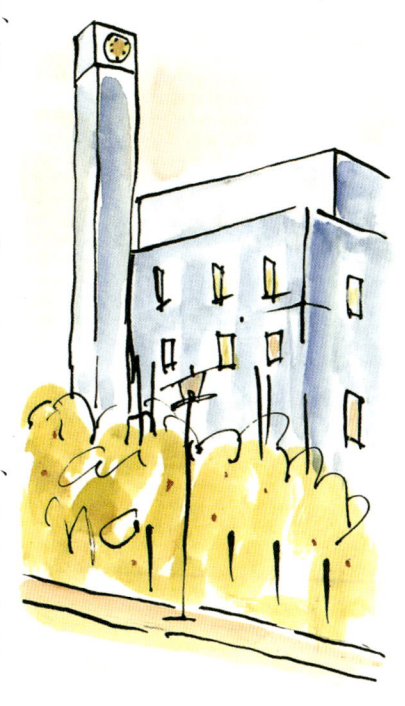

生活上の心構え

その他

季節変化 炎症性腸疾患の再燃と季節との関係については明確なことはわかっていませんが、感染症がその引き金になることがいわれています。例えば、冬期のインフルエンザなどのウイルス性疾患、夏期の細菌性食中毒です。症状は下痢、発熱などで炎症性腸疾患の場合と類似しており注意が必要です。風邪をひかないよう手洗い、うがいなどを励行し、感染の防止を。その他、受験、進学、就職、人事異動などの時期はストレスが懸かりやすく、注意が必要です。

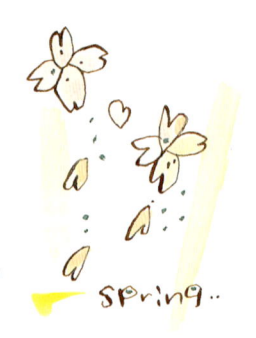

生理 炎症性腸疾患は思春期に発病することが多いため、その活動性病変が長期にわたって持続すると、性的成熟が遅れることがあります。女の子では、初潮の遅れがみられたり、初潮後しばらくは無排卵性月経のこともありますが、成長するにつれ正常になります。

また、月経に伴って下痢、腹痛が発現することも多く、炎症性腸疾患の再燃や活動期にみられる症状との区別が、患者自身にもできないことがあります。肛門病変は陰部周囲の病変、腸管膣瘻が存在することがあるため、月経時の処置について、日ごろから慣れておくことが肝要です。

妊娠・出産について 炎症性腸疾患の患者さんでも健康女性と同様に妊娠・出産が可能です。ただし、症状の無い時に、薬物については主治医と相談のうえ妊娠することが理想的です。活動期（症状のあるとき）には妊娠は避けるべきです。

栄養療法の胎児への影響については、受胎3カ月前から妊娠初期にかけては、ビタミンAの過剰摂取は避けなければならないので、主治医に相談して下さい。

炎症性腸疾患をもっと詳しく知りたい人に

1. 潰瘍性大腸炎 患者が本当にききたいこと　　CCFJ・福島恒男編／弘文堂
2. クローン病 患者が本当にききたいこと　　　CCFJ・福島恒男編／弘文堂
3. 潰瘍性大腸炎・クローン病の治療・生活まるごとガイド　　サナンダ・V・ケイン著／福島恒男監訳　メディカ出版
4. クローン病の診療ガイド　　CCFJ編／文光堂
5. 潰瘍性大腸炎の診療ガイド　　CCFJ編／文光堂

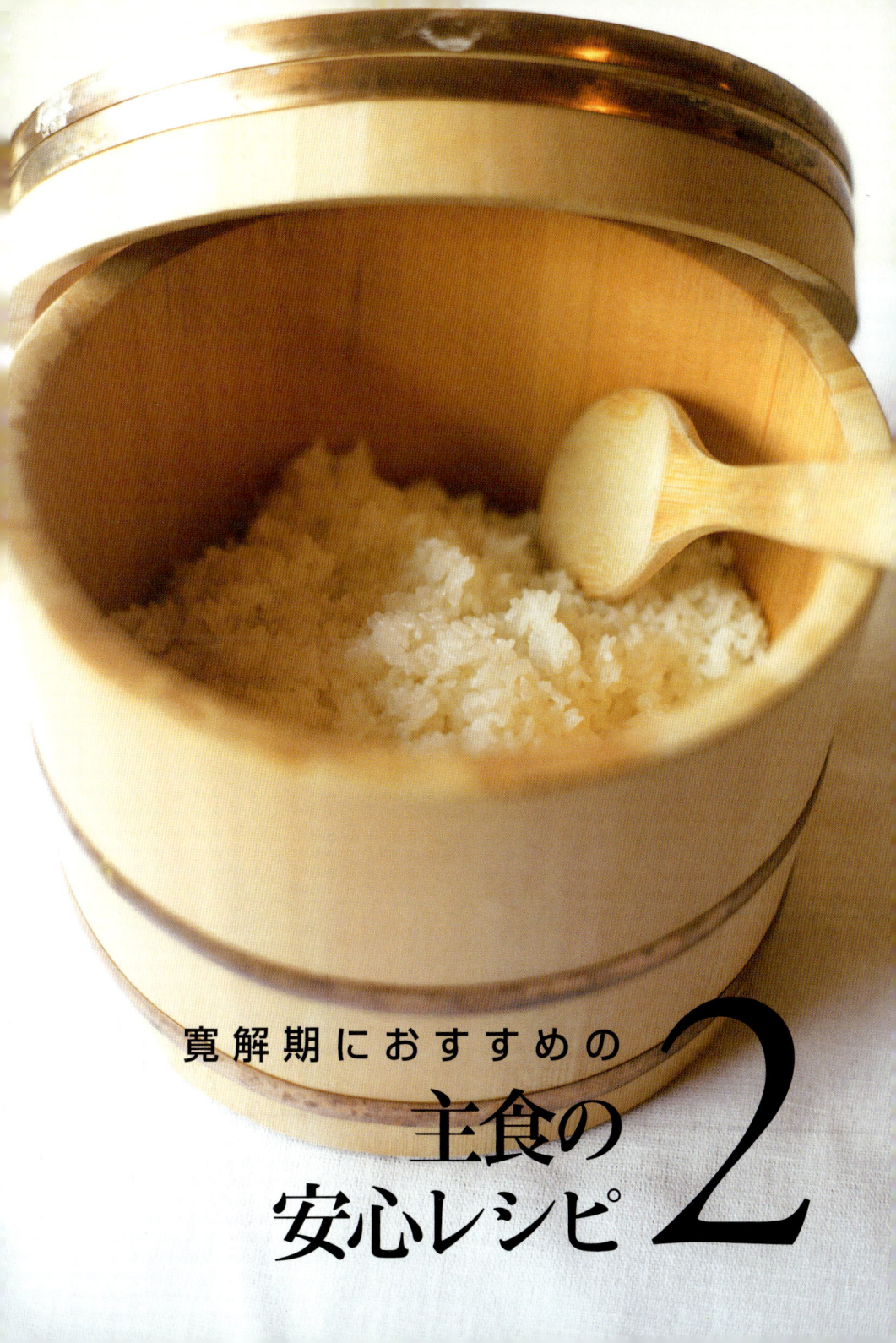

寛解期におすすめの
主食の
安心レシピ 2

A.

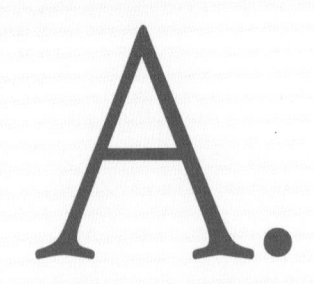

具を楽しむご飯

安全で優れた食品、お米におかず兼用の具を合わせて

　お米の成分はほとんどが炭水化物（でんぷん質）で、たんぱく質と脂肪の含有量が少ないため食事性抗原とはなりにくく、炎症性腸疾患にほとんど悪影響を与えないと考えられています。むしろ、お米は効率のよいエネルギー源になるだけでなく、難消化性でんぷん（レジスタントスターチ）の含有量が多いので、大いにおすすめしたい食品です。というのも難消化性でんぷんは、便を固めたり、大腸内で腸内細菌によって発酵・分解されて腸管粘膜のエネルギー源になるなど、食物繊維と同じような働きをしてくれるからです。

　食事療法でも最初に試していただきたいのがお米です。お米が大丈夫なら、おにぎりなどで簡単な昼食をとることができ、社会生活も可能になります。

　炎症性腸疾患の患者さんの主食は「おかゆ」と思われがちですが、腹部症状が悪化しなければ、おかゆを食べる必要はありません。ご飯をよく噛んで食べれば、でんぷん消化酵素のアミラーゼが出てきて消化がよくなります。

　日本人が古くから主食としてきた白いご飯は、それだけでもおいしいものですが、炊き込みご飯、混ぜずし、カレー、チャーハン、リゾットなど、相性のいい具とともに、バラエティー豊かなご飯メニューも楽しんでください。

めんつゆのうまみが加わって、
少量のルウでもおいしさは倍増

和風カレーライス

【材料】(2人分)
ご飯360g 鶏ささみ50g 玉ねぎ100g にんじん20g めんつゆ(ストレートタイプ)カップ1 カレールウ1かけ(20g) 砂糖小さじ1 しょうゆ適宜 片栗粉小さじ2 青じそ2枚 福神漬け適宜

【作り方】
1 ささみはそぎ切りにする。玉ねぎは薄切りにし、にんじんは短冊切りにする。
2 めんつゆを鍋に入れて火にかけ、カレールウ、砂糖を加えて溶かす。
3 ②に①のささみ、玉ねぎ、にんじんを加え、ときどき、あくをすくいながら柔らかくなるまで煮る。味をみて、薄いようならしょうゆを入れ、片栗粉を倍量の水で溶いて加え混ぜ、とろみをつける。
4 器にご飯を盛ってカレーをかけ、青じそに福神漬けをのせて添える。

＊栄養量(1人分)
エネルギー441kcal たんぱく質14.4g
脂質4.6g 食物繊維2.0g

作ってみたら…▶食べてみたら

●カレールウが甘口か、辛口かで味がガラリと変わります。カレールウ1かけで普通のカレーと変わらない味になったので驚きました。工夫次第で、ここまでおいしくできるのですね。カレーはクローン病の患者さんが食べたいメニューの上位に入っていますが、これなら安全ではないでしょうか。ぜひ作ってみるといい一品です。[H. O.]

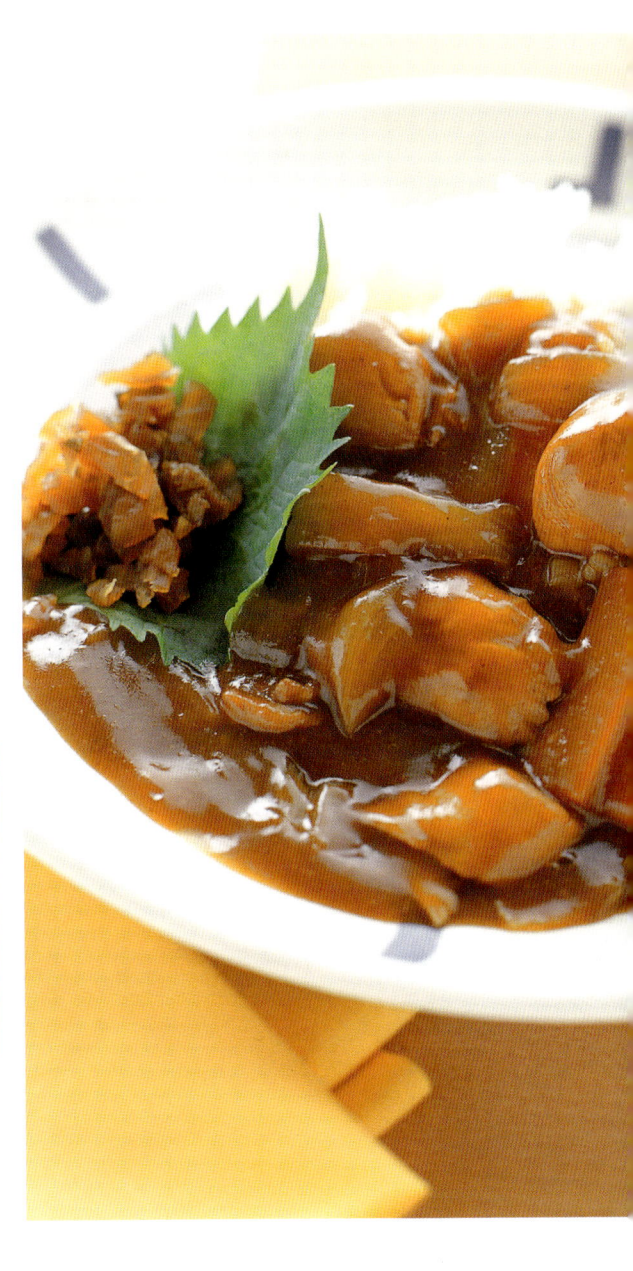

Point ワンポイントアドバイス

カレールウは脂質が非常に多いので控えたい食品ですが、量を減らし、風味づけの調味料として使用すれば安心です。めんつゆの出し汁で煮込んだ和風カレーは、うどんなどのめん類にかけてもおいしくいただけます。

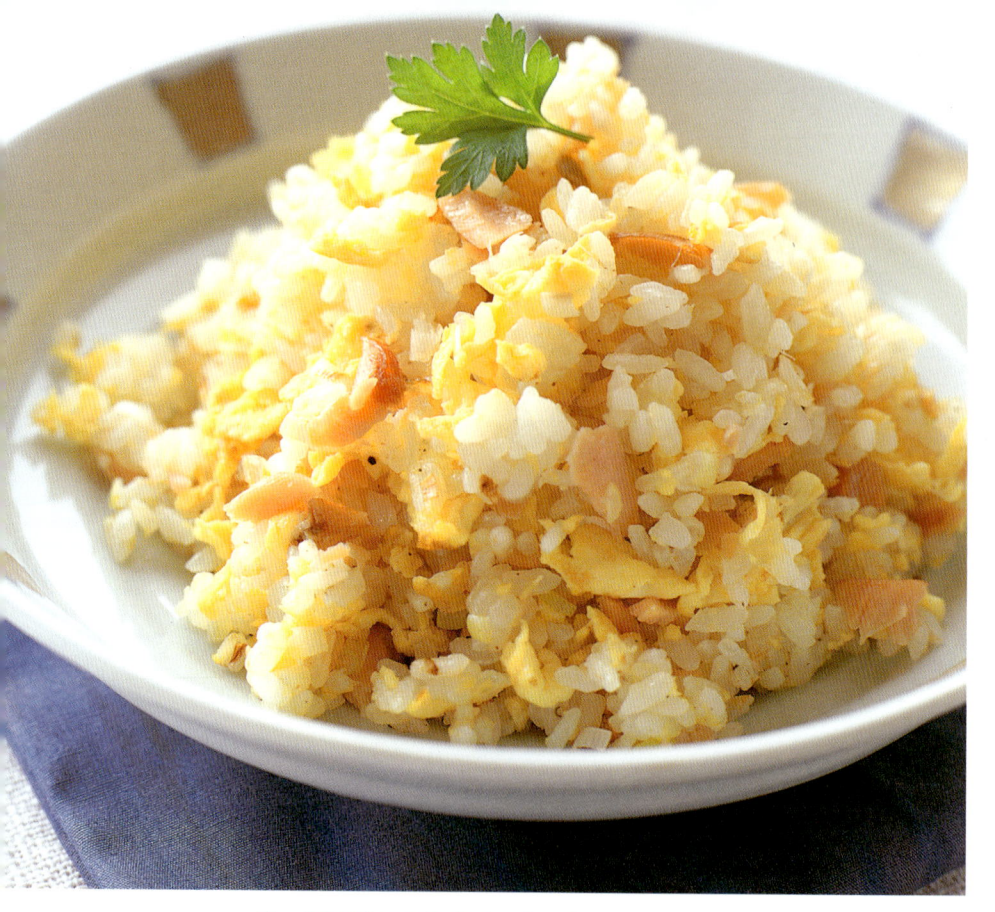

焼いた塩ざけが香ばしく、卵の彩りもきれいで食欲を刺激

さけチャーハン

【材料】(2人分)
ご飯360g　塩ざけ1切れ　卵2個　長ねぎ½本　サラダ油(オレイン酸系)小さじ2　塩小さじ¼　しょうゆ小さじ1　こしょう少々

【作り方】
1 塩ざけは焼き網(またはフッ素樹脂加工のフライパン)で中火で焼き、皮と骨を除いて身をほぐす。
2 長ねぎはみじん切りにする。
3 卵は溶きほぐす。
4 フッ素樹脂加工のフライパンを充分に熱してサラダ油を入れ、全体に回して油をなじませてから③の溶き卵を流し入れ、大きくかき混ぜる。卵に七分通り火が通ったらご飯を加え、混ぜながら炒める。
5 卵とご飯が混ざったら②の長ねぎ、①の塩ざけを加え、フライパンの中で大きく動かすようにして炒め、塩、しょうゆ、こしょうで味をととのえる。

＊栄養量(1人分)
エネルギー461kcal　たんぱく質20.7g
脂質12.1g　食物繊維1.3g

Point ワンポイントアドバイス

ご飯は、冷やご飯よりも温かいご飯を使うほうが油の吸収率が少なくなります。冷やご飯の場合は、電子レンジで温めてから使用するとよいでしょう。最後の味つけは、塩ざけの塩分によって加減してください。塩ざけはまとめて焼いておくと、おにぎりやお茶漬けの具としても便利です。

作りおきのトマトソースがあれば
炊飯器で手軽に本格味が
チキンピラフ

【材料】(2人分)
米230g(カップ1½)　鶏胸肉(皮なし)80g　マッシュルーム4個　トマトソース(P.29参照)カップ½　スープ｛水カップ1¼　固形スープの素½個｝　ローリエ1枚　サラダ油(オレイン酸系)小さじ2　塩・こしょう各適量　パセリのみじん切り少々

【作り方】
1 米は洗ってざるに上げ、水けをきる。
2 鶏肉は2cm角に切り、マッシュルームは薄切りにする。
3 スープ用の水にスープの素を溶かす。
4 フッ素樹脂加工のフライパンにサラダ油を熱して①の米を中火で透き通るまで炒め、②の鶏肉ときのこを加えて炒める。
5 ④を炊飯器に入れ、トマトソース、③のスープ、ローリエを加え、塩、こしょうで味をととのえて炊く。
6 炊き上がったら全体をほぐし、器に盛ってパセリのみじん切りを散らす。

＊栄養量(1人分)
エネルギー543kcal　たんぱく質18.8g
脂質8.3g　食物繊維3.0g

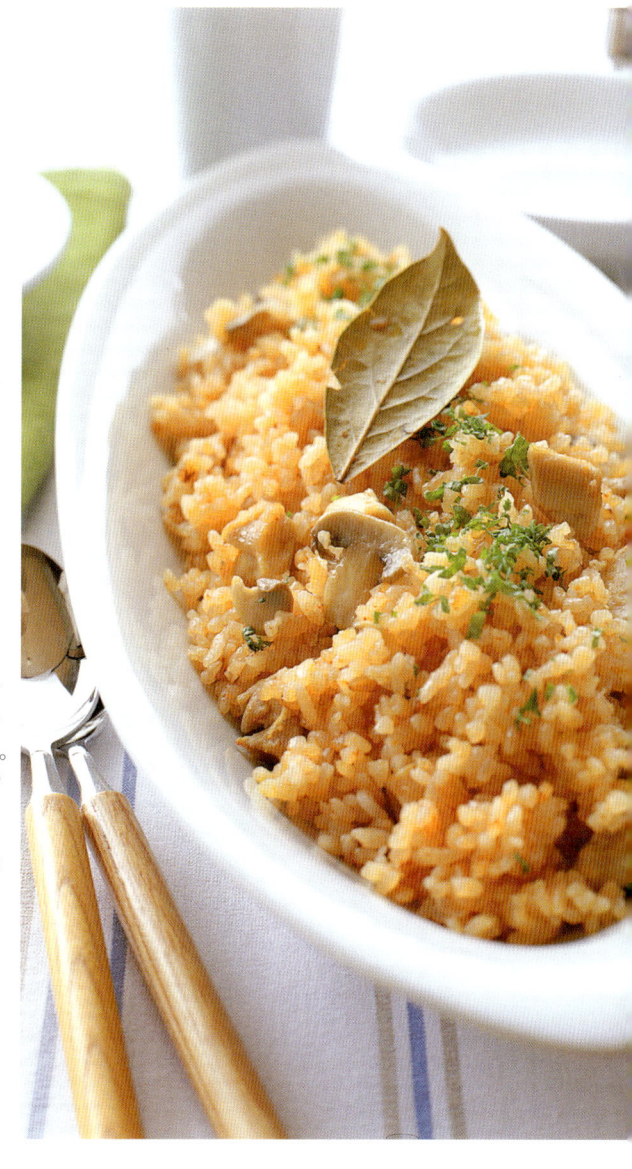

Point　ワンポイントアドバイス
狭窄がある方はマッシュルームを除いてください。チキンピラフを冷凍保存しておき、ホワイトソース(低脂肪牛乳と小麦粉で作る・P.35参照)をかけてドリアにしたり、薄焼き卵で包んでオムライスにしてもおいしい。

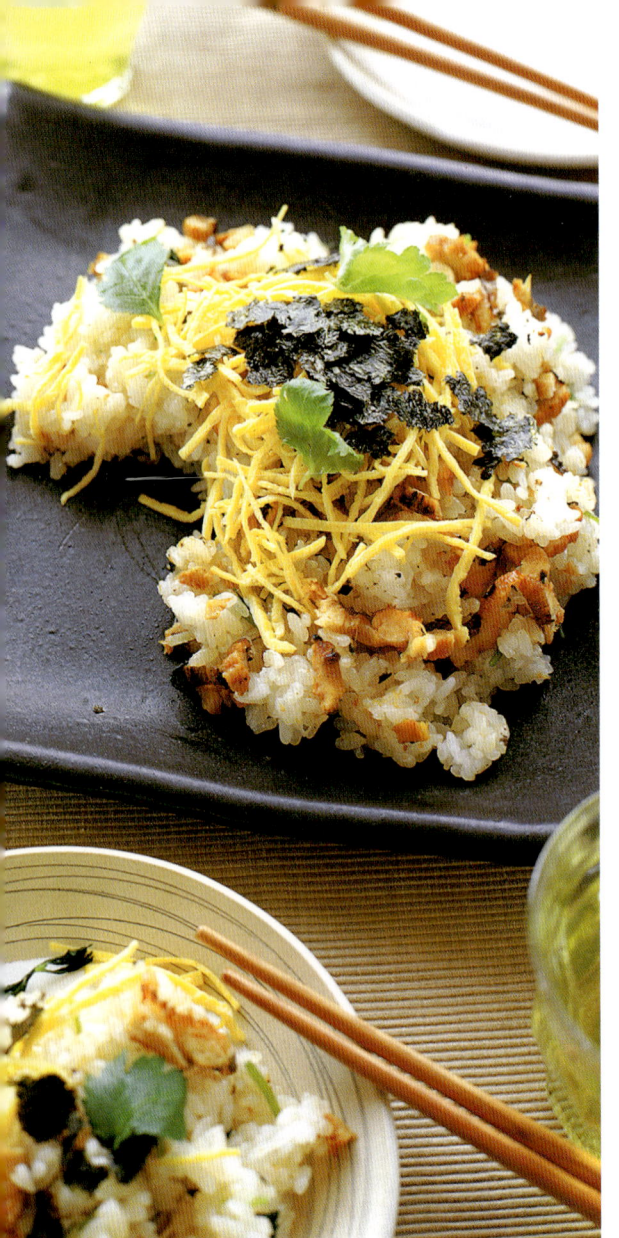

うなぎと比べて
脂質は½量の穴子でおいしく
穴子の混ぜずし

【材料】(2人分)
米230g(カップ1½) 水カップ1½
昆布1枚 すし酢{酢大さじ2½ 砂糖大さじ1½ 塩小さじ½} 焼き穴子100g 薄焼き卵{卵1個 塩少々}
しょうが1かけ 三つ葉少々 もみのり少々

【作り方】
1 米は炊く30分前に洗い、ざるに上げて水けをきっておく。炊飯器に洗い米と分量の水、昆布を入れて炊く。
2 すし酢の材料を小鍋に入れて中火にかけ、煮立つ直前に火からおろす。
3 焼き穴子は電子レンジかオーブントースターで軽く温め、5mm幅に切る。
4 卵は割りほぐして塩を混ぜ、フッ素樹脂加工のフライパンで薄焼き卵を作り、せん切りにする。
5 しょうがはみじん切りにする。三つ葉は1cm長さに切る。
6 ①のご飯を飯台にあけ、②のすし酢を全体に回しかける。うちわであおいでご飯を冷ましながら、手早く切るようにして混ぜ、すし酢をなじませる。
7 すし飯が温かいうちに③の穴子、⑤のしょうが、三つ葉の茎を加え、全体を軽く混ぜる。
8 器に盛り、④の錦糸卵、⑤の三つ葉の葉を散らし、もみのりを天盛にする。

＊栄養量(1人分)
エネルギー589kcal たんぱく質22.2g
脂質10.8g 食物繊維1.2g

Point ワンポイントアドバイス

すし酢は市販のものを利用すると便利です。ご飯は炊きたてにこだわらず、冷やご飯を電子レンジで温めたものを使用してもかまいません。穴子はすし飯に混ぜないで、器に盛ったご飯にのせると身がくずれにくいでしょう。薄焼き卵の代わりに炒り卵を作ってご飯に混ぜると簡単です。

あじの干物1枚がごちそうに変身
あじの干物の混ぜご飯

【材料】(2人分)
ご飯330g　あじの干物1枚　みょうが2個　甘酢〔酢大さじ1½　砂糖大さじ½　塩小さじ⅙〕　きゅうり½本　青じそ5枚　昆布茶小さじ½　塩少々

【作り方】
1 あじの干物は焼き網で両面を焼き（または、フッ素樹脂加工のフライパンで弱火で焼く）、骨を除いて身をほぐす。
2 みょうがは薄切りにし、甘酢に漬ける。きゅうりは皮をむいて輪切りにし、塩を軽くふって2〜3分おき、水けを絞る。青じそはせん切りにして水にさらし、水けをきる。
3 温かいご飯に昆布茶と①、②を混ぜる。

＊栄養量(1人分)
エネルギー304kcal　たんぱく質10.7g
脂質2.8g　食物繊維1.5g

作ってみたら…▶食べてみたら
●あじの干物は味のいいものを選びたいですね。香味野菜がちらしずしのようなさわやかさを演出してくれるし、隠し味の昆布茶のうまみで豊かな味わいを楽しめます。[H.O.]

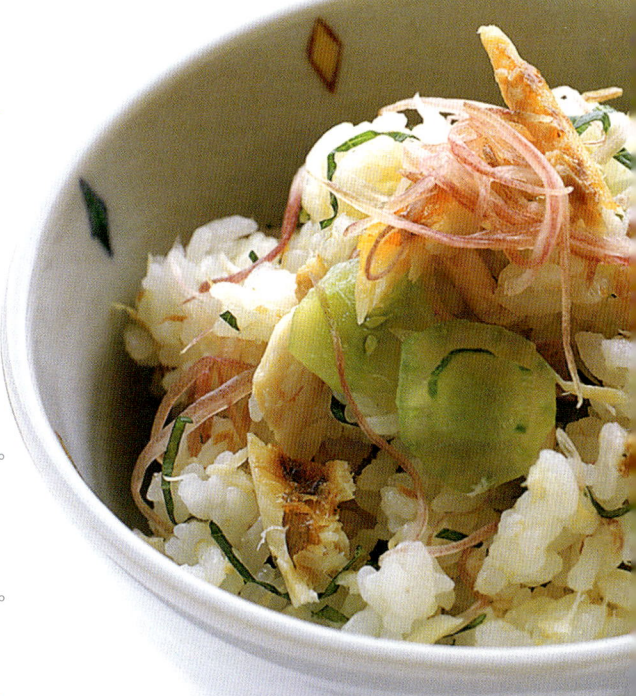

Point ワンポイントアドバイス
あじの干物の代わりに、塩ざけ、かますの干物などでも同様に作れます。

食欲がないときでも思わず食がすすむ
しば漬けとしその混ぜご飯

【材料】(2人分)
ご飯330g　しば漬け30g　青じそ5枚　ちりめんじゃこ20g　白すりごま小さじ2

【作り方】
1 しば漬けは水けをきり、細かく刻む。青じそは粗く刻む。
2 温かいご飯に①のしば漬けと青じそ、ちりめんを加え、さっくりと混ぜ合わせる。
3 器に盛り、すりごまをかける。

＊栄養量(1人分)
エネルギー286kcal　たんぱく質8.5g
脂質2.9g　食物繊維1.4g

Point ワンポイントアドバイス
ごまは粒のままでは消化吸収が悪いので、すりごまにして使うとよいでしょう。しば漬けの代わりに梅干しの果肉をちぎって混ぜてもいいし、炒り卵を作って加えても味や彩りがよくなります。

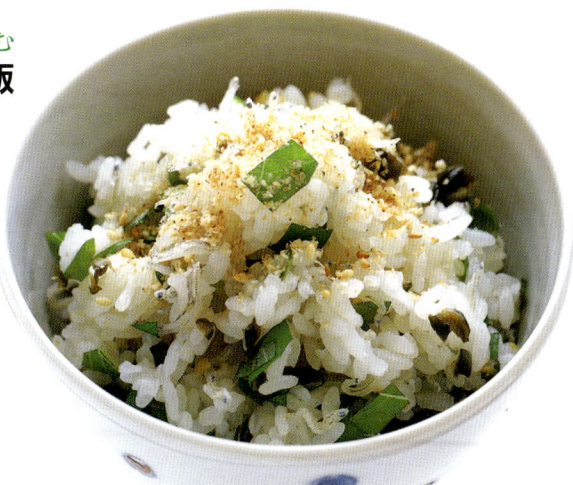

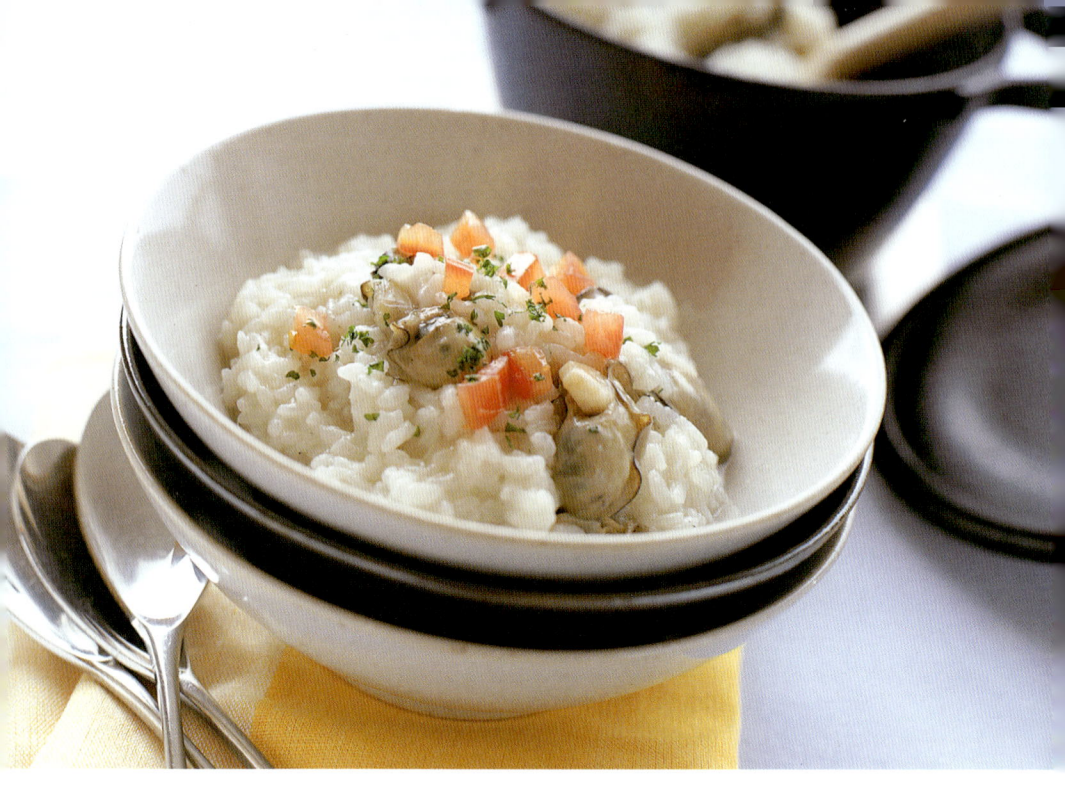

固めに炊いたご飯から作るリゾットだから手軽

かきのリゾット

【材料】(2人分)
白米100g　かき120g　白ワイン大さじ2　あさり30個　顆粒スープの素・塩・こしょう各少々　バター6g　トマト・パセリ各少々

【作り方】
1 米はとがずに炊飯器に入れ、米と同量の水とスープの素を加え、30分浸しておいてから炊く。
2 鍋に水カップ1とあさりを入れて煮立て、万能こし器でこして、あさり汁を作る。
3 かきは塩水でよく洗い、水けをふき取る。
4 トマトは皮をむいて小角切り、パセリは葉をしごき取って、みじん切りにする。
5 鍋に③のかきと白ワインを入れて沸騰させ、かきに火が通ったら取り出す。
6 ⑤の鍋に①のご飯と②のあさり汁カップ½を入れ、中火から弱火で米の芯がなくなるまで煮る。米が固いときは、あさり汁を足してしばらく煮、米の芯がなくなったら、塩、こしょうで味をととのえる。
7 鍋に⑤のかきを戻し入れ、最後にバターを加えて火を止める。
8 リゾットを器に盛り、④のトマトとパセリのみじん切りを散らす。

＊栄養量(1人分)
エネルギー288kcal　たんぱく質13.5g
脂質4.8g　食物繊維0.6g

Point ワンポイントアドバイス

上記のご飯は多めに炊いて1食分ずつ包み、冷凍保存しておくと便利。最後にバターを入れると風味がよくなりますが、分量は体調に合わせて加減してください。かきには亜鉛や鉄分などのミネラルが豊富で、消化吸収もよいので、IBD(P.8参照)患者さんには積極的に摂ってほしい食品です。

トマトソースとあさり汁のうまみで
炊いたイタリア風のおかゆ
トマトリゾット

【材料】(2人分)
ご飯（P.28参照）240g　あさり汁（P.28参照）カップ½強　トマトソース80g（右参照）　塩・こしょう各少々　パセリ少々

【作り方】
1 鍋にご飯、あさり汁カップ½、トマトソースを入れ、中火から弱火で米の芯がなくなるまで煮る。米が固いときは、あさり汁を足してもう少し煮る。
2 米の芯がなくなったら塩、こしょうで味をととのえる。器に盛り、パセリのみじん切りを散らす。

＊栄養量（1人分）
エネルギー210kcal　たんぱく質3.8g
脂質2.3g　食物繊維1.9g

Point ワンポイントアドバイス

トマトソースは冷凍用ポリ袋に入れて冷凍しておくと、イタリア風の煮込みやスープにも使えて重宝。体調のいいときや家族も食べるときは、リゾットにパルメザンチーズ10g（エネルギー34kcal、たんぱく質2.3g、脂質3.8g／2人分）をふるとマイルドな味になります。

基本のトマトソース

【材料】
トマトホール缶1缶（約400g）　にんにく1かけ　玉ねぎ大½個　ローリエ1枚　オリーブ油大さじ1　塩小さじ1　こしょう少々

【作り方】
1 トマト缶のホール状のトマトは万能こし器で裏ごしをし、種やへたを取り除く。
2 にんにく、玉ねぎはみじん切りにする。
3 フライパンにオリーブ油を熱し、②のにんにくと玉ねぎを炒める。玉ねぎが透明になったら①のトマト、ローリエ、塩、こしょうを加え、10〜15分煮つめる。

＊栄養量（全量）
エネルギー242kcal　たんぱく質5.3g
脂質12.9g　食物繊維7.7g

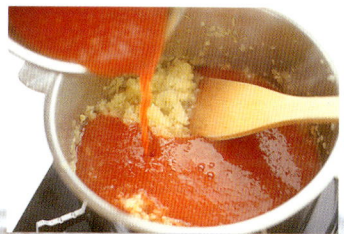

にんにくと玉ねぎを透明になるまで炒めたら、裏ごししたトマトと調味料を加えて煮込む。

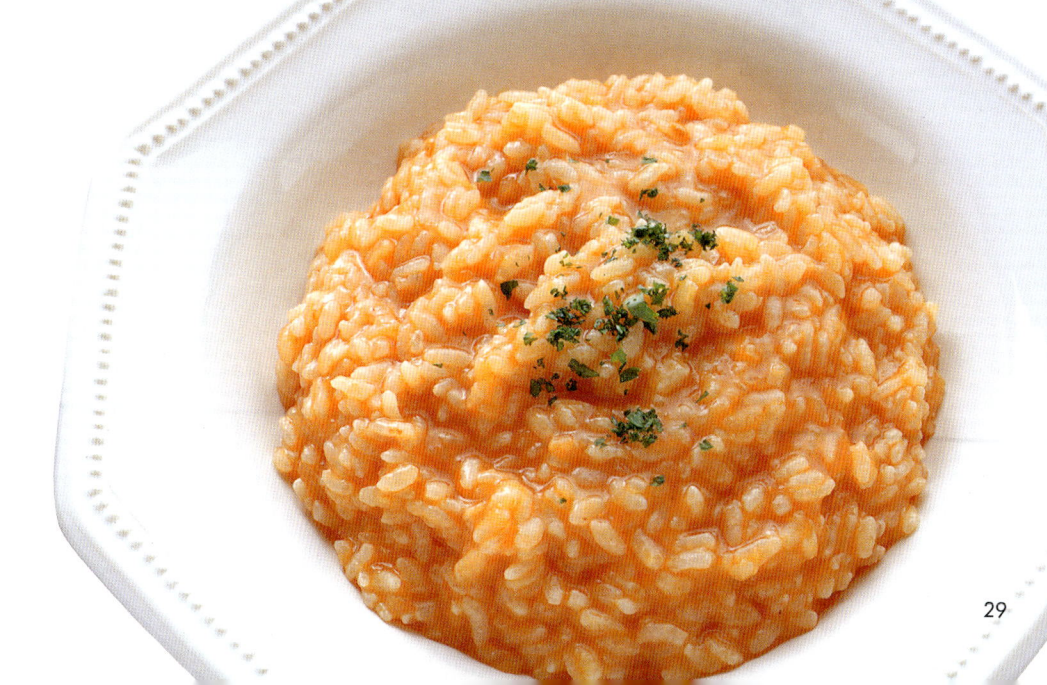

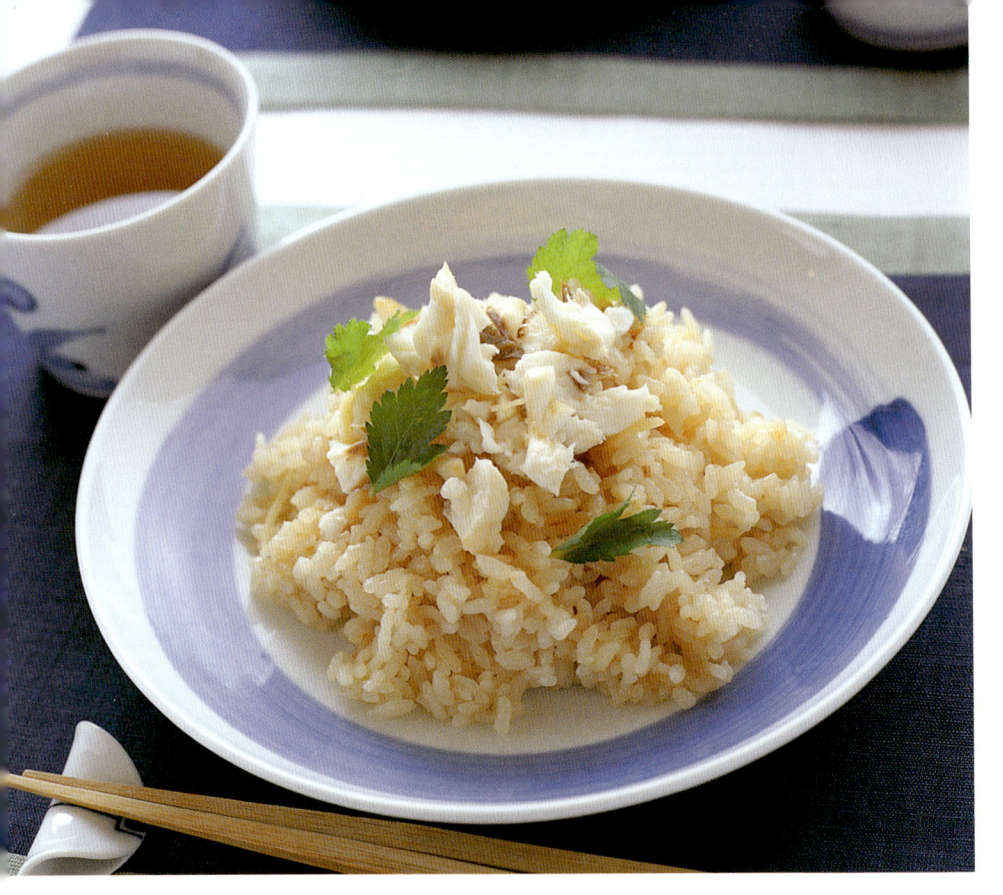

1切れの鯛で、ご飯全体にうまみが広がります

鯛めし

【材料】(2人分)
白米230g(カップ1½) 鯛(きんめ鯛・きんきなどでも可)1切れ 酒・塩各少々 しょうが1かけ 昆布1枚(5cm角) 炊き汁{水360cc 酒大さじ2 塩小さじ½ しょうゆ小さじ2} 三つ葉(または木の芽)少々

【作り方】
1 米は炊く30分前に洗い、ざるに上げる。
2 鯛は酒、塩をふっておく。しょうがはせん切りにする。昆布はぬれぶきんなどで表面を軽くふく。
3 炊飯器に①の米と炊き汁の材料を入れてひと混ぜし、米の上に②の昆布を敷いてしょうがと鯛をのせて炊く。
4 昆布を取り出し、鯛の骨を除いて身をほぐし、木しゃもじで全体をさっくりと混ぜる。器に盛り、三つ葉などを散らす。

＊栄養量(1人分)
エネルギー481kcal たんぱく質15.8g
脂質3.3g 食物繊維1.3g

Point ワンポイントアドバイス

鯛めしが残ったら、さましてから1食分ずつラップに包み、冷凍保存しておくと便利です。電子レンジで3分、加熱解凍すれば、いつでも温かい鯛めしが食べられます。また、炊きたての鯛めしにアツアツの出し汁をかけて、鯛茶漬け風にしてもおいしくいただけます。

牛乳で炊いたご飯で、カルシウムを無理なく摂取
カルシウム(Ca)ご飯

【材料】(2人分)
白米230g(カップ1½)　低脂肪牛乳330cc　コンソメスープの素6g　塩小さじ⅙　玉ねぎ60g　にんじん30g　ピーマン20g

【作り方】
1 米は炊く30分～1時間前に洗い、ざるに上げて水けをきっておく。
2 玉ねぎ、にんじんは皮をむき、ピーマンとともに約5mm角に切る。
3 炊飯器に①の米、低脂肪牛乳、塩、スープの素を入れて軽く混ぜ、②の玉ねぎ、にんじんを加えて炊く。
4 ご飯が炊き上がったら②のピーマンを手早く入れ、ふたをして10～15分蒸らし、全体を軽くほぐしながら混ぜる。

＊栄養量(1人分)
エネルギー522kcal　たんぱく質14.9g
脂質4.3g　食物繊維1.9g

Point ワンポイントアドバイス

乳製品を摂ると腹部膨満感、腹痛などが起こる乳糖不耐症の方でも、牛乳を加熱することで、かなりリスクを減らすことができます。カルシウムご飯は多めに作ってラップに包み、冷凍しておくと便利。電子レンジで解凍して油で炒めれば、簡単にピラフができ上がります。

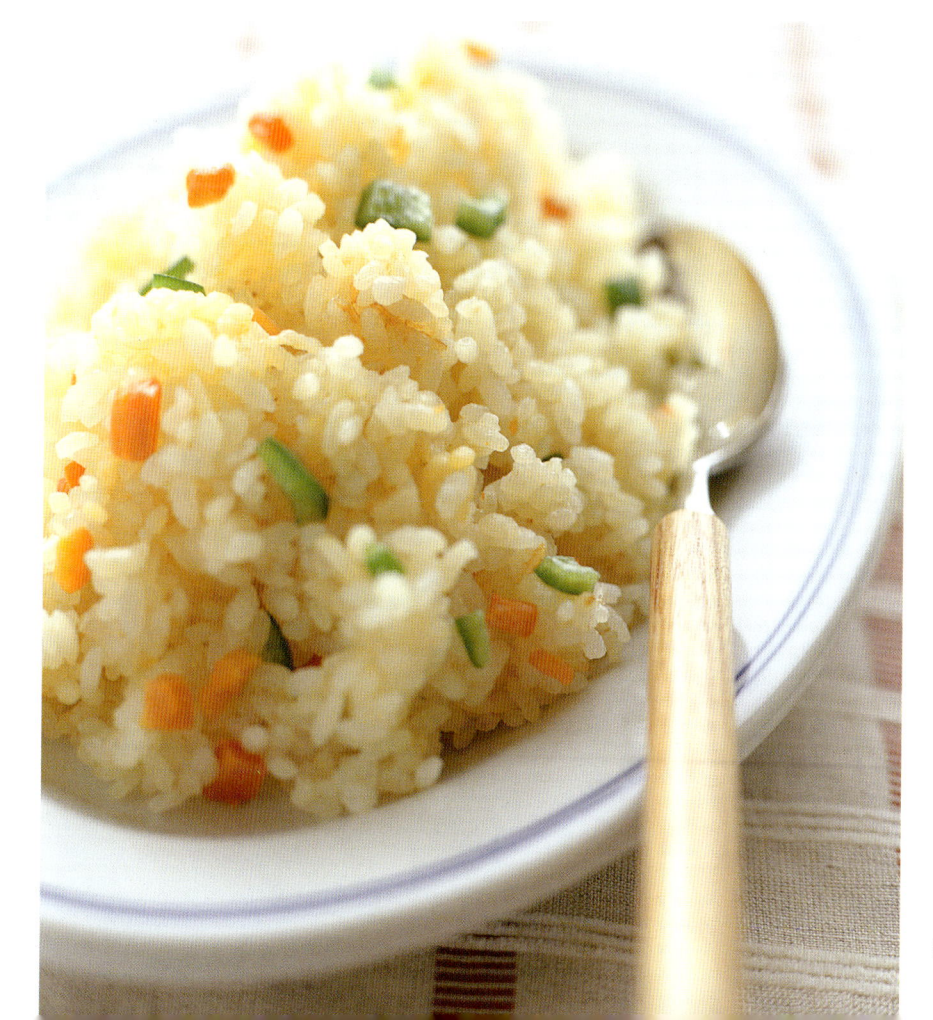

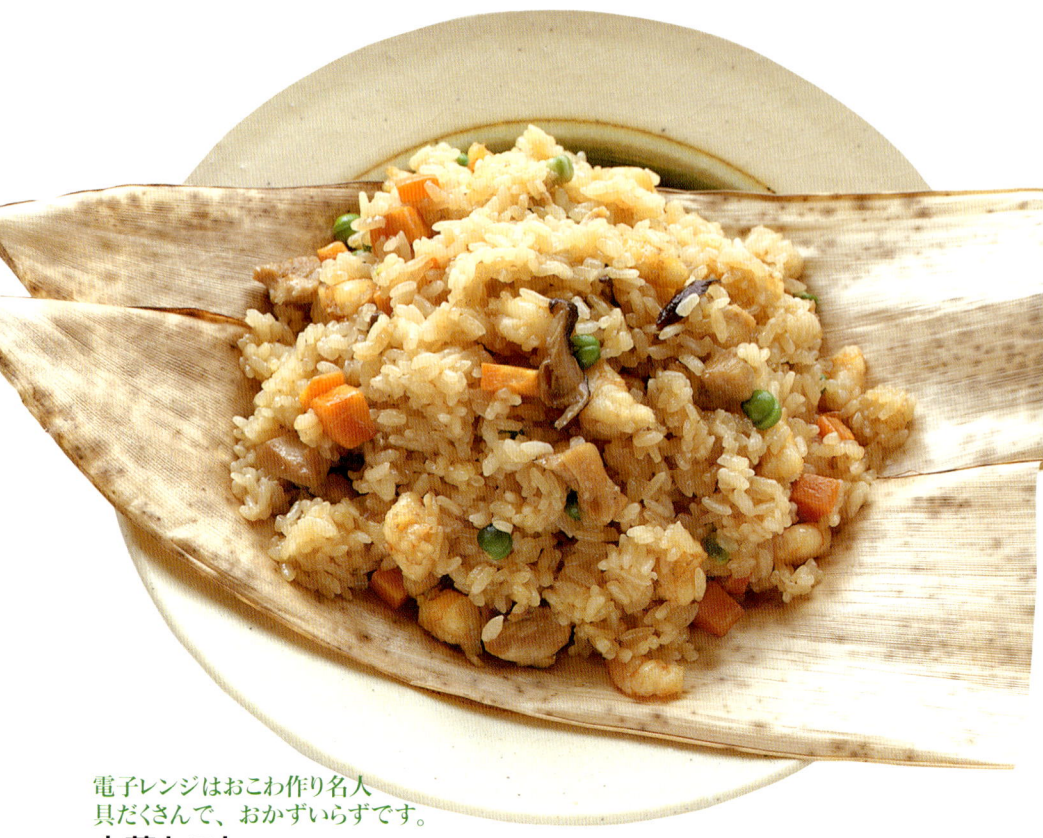

電子レンジはおこわ作り名人
具だくさんで、おかずいらずです。

中華おこわ

【材料】(2人分)
もち米カップ1½　鶏胸肉(皮なし)80g　むきえび50g　塩、片栗粉各少々　にんじん50g　グリンピース(皮をむく)10g　干ししいたけ2枚(もどし汁も使用)　ごま油小さじ2　酒大さじ1　しょうゆ大さじ1½　塩小さじ¼　砂糖小さじ½

【作り方】
1 もち米は洗って水に浸し(最低1時間)、ざるに上げて水けをきる。
2 むきえびは塩と片栗粉をふって軽くもみ、臭みを取ってから水で洗い、1cm弱の角切りにする。鶏肉、にんじんも1cm弱の角切りにする。干ししいたけは水でもどし、薄切りにする。
3 グリンピースはさやから出してゆで、皮をむく。
4 耐熱容器に②のえび、鶏肉、にんじん、干ししいたけと調味料を入れ、しいたけのもどし汁に水を足して250ccにしたものを加える。①のもち米を入れて混ぜ、表面を平らにならす。
5 ④に軽くラップをかけて電子レンジで7分加熱し、一度取り出して混ぜ、さらに7～8分加熱する。そのまま5～6分蒸らしてから③のグリンピースを加え、全体をさっくりとほぐして混ぜる。

＊栄養量(1人分)／エネルギー549kcal
たんぱく質24.4g　脂質6.9g　食物繊維3.1g

作ってみたら…▶食べてみたら

●蒸し器を使わず、もち米と具を耐熱容器に入れて電子レンジで加熱するだけでおこわができるんですね。もち米を水に浸す時間を除けば、30分ほどでできたのには驚きました。しょうゆとごま油の香りがきいているので、さっぱりしているけどこくがあり、具だくさんなのでお吸い物でもあれば充分満足できます。[H.K.]

Point ワンポイントアドバイス

体調に合わせて、おこわの水分と加熱時間を加減して、柔らかさを調節してください。狭窄のある方は、食物繊維の多い干ししいたけは、細かいみじん切りにして入れるといいでしょう。

ご飯の友
簡単ふりかけ

毎日のご飯にふりかけるだけで、不足しがちなビタミン、ミネラルを手軽に補給できます。
手作りなら、体調に合わせて材料を自由に組み合わせられるので安心。
すぐできるので、少しずつ作って、いつも香ばしい風味を楽しんでください。

小麦胚芽と粉茶で各種ビタミンを
効率よく、おいしく摂れます
ビタミンふりかけ

【材料】
小麦胚芽40g　粉茶(緑茶)8g　塩小さじ4/5
【作り方】
1 塩はフライパンでから炒りする。
2 小麦胚芽、粉茶、①の塩を混ぜ合わせる。

＊栄養量(全量)／エネルギー99kcal
たんぱく質13.5g　脂質4.2g　食物繊維1.0g

Point ワンポイントアドバイス

　小麦胚芽にはIBD(P.8参照)の患者さんに不足しがちなビタミンE、B_1、B_{12}、鉄分などが豊富です。また、緑茶にはビタミンCや抗酸化作用のあるカテキンが含まれているので、常食すれば家族の生活習慣病の予防にも効果的。

カルシウムの補給に最適。
電子レンジで5分で作れます
じゃことしそのふりかけ

【材料】
ちりめんじゃこ20g　ゆかり5g　青じそ20枚
【作り方】
1 青じそは洗って水けをよくふき、耐熱容器に入れて、ラップなしで電子レンジで4分加熱する。さめたら手で細かくもみほぐす。
2 ちりめんじゃこは耐熱容器に入れ、ラップなしで電子レンジで1分加熱し、さます。
3 ゆかり、①のしそ、②のじゃこを混ぜ合わせる。

＊栄養量(全量)／エネルギー112kcal
たんぱく質11.5g　脂質0.9g　食物繊維0.5g

Point ワンポイントアドバイス

　市販のふりかけにはごまがたくさん入っていますが、手作りならごまを入れないで作れるので安心です。じゃこの大きさや乾燥の具合によって電子レンジの加熱時間を加減してください。青じそを、かつおぶしに代えてもいいでしょう。

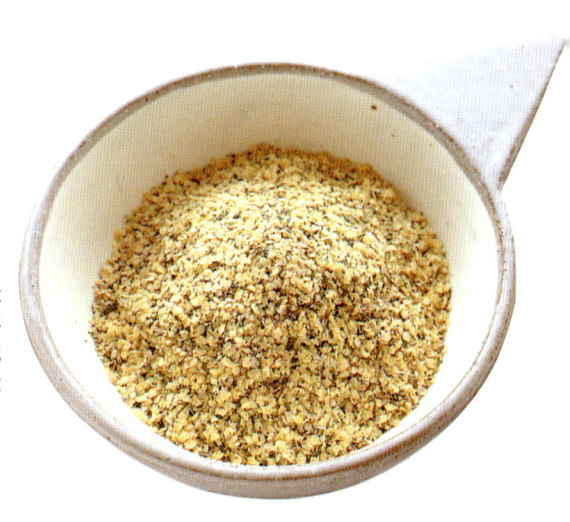

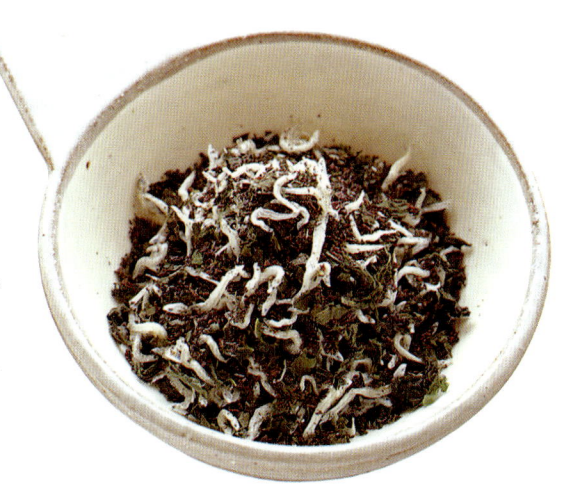

B.

パスタとめんで

季節や体調に合わせてメニューを選び、食感を楽しむ

　エネルギー源として、お米はとても安全で優れた食品であることは前項で触れました。でも、どんなにからだによくても、毎日3食お米ばかりでは飽きてしまいます。とくに体調がすぐれないときなど、のどごしのよいパスタやめん類はとても食べやすく、おいしく感じられると思います。

　ただし、スパゲッティ、そうめん、冷や麦など、めん類の原料である小麦粉は、食事性抗原になりやすい食品ともいわれています。小麦たんぱくのグルテンが原因になると考えられていますので、小麦粉製品を摂取する際には腹部症状、便の性状・回数などをよく観察するようにしてください。また、めん類を食べるときは、よく噛まないで飲み込んでしまいがちですが、これでは消化酵素アミラーゼの働きが作用しない場合もありますから、できるだけよく噛んで食べるようにしましょう。

　寒い季節には温かい汁をはったにゅうめんや、こくのあるソースであえたパスタが、からだを芯から温めてくれます。一方、暑さで食欲が衰えがちな季節には、冷たく冷やしためん類がうれしいものですが、めんは冷やすと締まって固くなり、消化吸収も悪くなりますから、ゆで時間を少し長くして柔らかめにゆでるようにしてください。

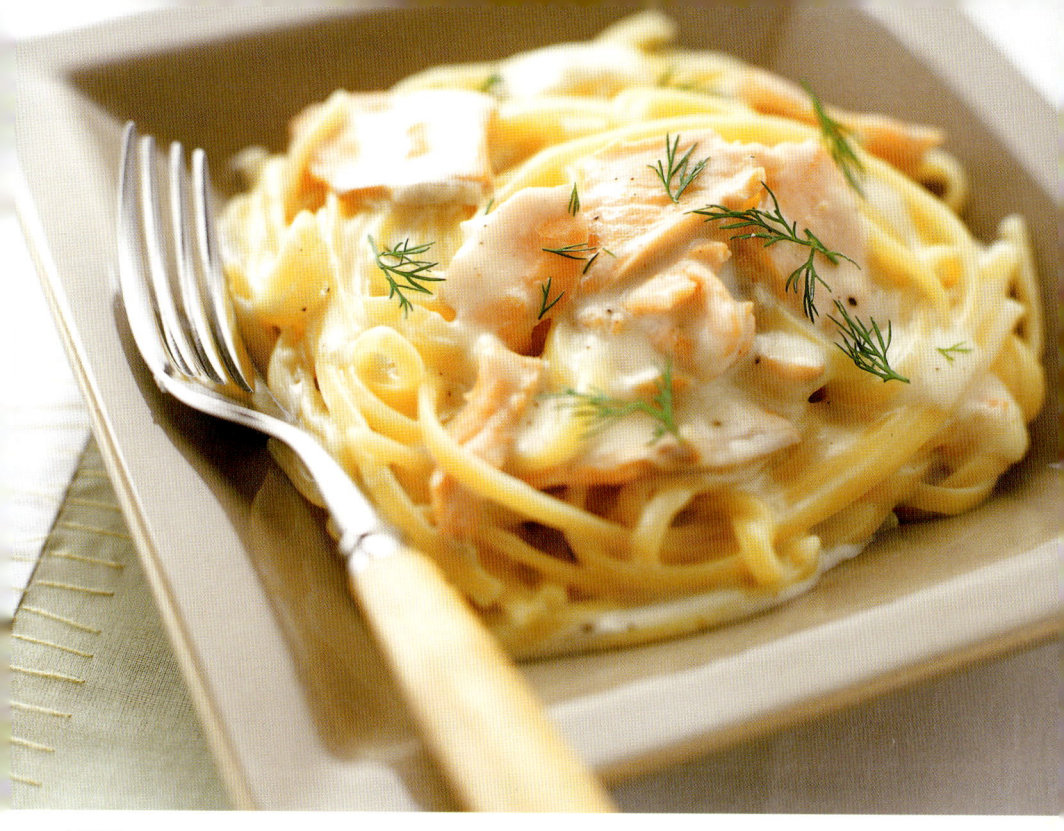

低脂肪でマイルドな特製のクリームで作るから安心
ホワイトクリームスパゲッティ

【材料】(2人分)
スパゲッティ(1.4～1.6mm)150g　生ざけ1切れ(80g程度・スモークサーモンでもよい)　塩適量　ホワイトクリーム{バター10g　小麦粉大さじ1½　低脂肪牛乳300cc　塩小さじ⅓　こしょう少々　固形スープの素½個　白ワイン大さじ1}　ディル(またはチャービル、パセリなど)少々

【作り方】
1 さけは薄くそぎ切りにし、軽く塩をふる。
2 バターをボウルに入れてクリーム状に練り、小麦粉を加えてよく混ぜる。
3 低脂肪牛乳は人肌程度に温め、②のボウルに少しずつ加え、だまが残らないようによく混ぜ合わせる。
4 ③をこしながらフライパンに移して火にかけ、軽く混ぜながら煮る。なめらかになったら塩、こしょう、スープの素を加えて味をととのえ、白ワイン、①のさけを入れてひと煮立ちさせ、火を止める。
5 スパゲッティは塩(湯1ℓにつき小さじ2の割合)を加えたたっぷりの熱湯で、好みの固さにゆでる。
6 ⑤のスパゲッティをざるにとって水けをきり、④のフライパンに加えて火にかけ、手早く混ぜ合わせる。器に盛り、ディルまたはチャービルなどの香草を散らす。

＊栄養量(1人分)
エネルギー500kcal　たんぱく質24.3g
脂質11.7g　食物繊維2.7g

Point ワンポイントアドバイス

　普通のホワイトソースはだまになりやすいのですが、この方法だと簡単で失敗がありません。また、このクリームなら脂肪の使用量も、ぐっと減らすことができます。イクラを散らして親子パスタにしても豪華です。

ストックのソースとツナ缶で
ツナトマトスパゲッティ

【材料】(2人分)
スパゲッティ(1.5～1.7mm)180g　トマトソース(P.29参照)260g　ツナ水煮缶90g(小1缶)　塩・こしょう各適量　バジルの葉(またはイタリアンパセリ)適宜

【作り方】
1 スパゲッティは塩を加えたたっぷりの熱湯で、好みの固さにゆでる。
2 トマトソースは鍋に入れて温め、ツナの水けをきって加え、塩、こしょうで味をととのえる。
3 ①のスパゲッティがゆで上がったら、ざるにとって水けをきり、②のソースとあえる。器に盛り、バジルの葉などを添える。

*栄養量(1人分)／エネルギー490kcal
たんぱく質24.2g　脂質7.8g　食物繊維6.8g

Point ワンポイントアドバイス

基本のトマトソースの応用です。ツナ缶の代わりに鶏肉でもよく、またなにも入れなくてもおいしい。

ほどよいピリ辛味が食欲を刺激
ほうれんそうとアンチョビーのスパゲッティ

【材料】(2人分)
スパゲッティ(1.5～1.7mm)180g　ほうれんそう½束　にんにく1かけ　赤唐がらし1本　アンチョビー(フィレ)4枚　オリーブ油小さじ2　塩・こしょう各適量

【作り方】
1 にんにくは半分に切り、包丁でたたく。
2 フライパンにオリーブ油、①のにんにく、赤唐がらしを入れて熱し、にんにくの香りが立ったら火を止めて取り出し、アンチョビーを入れて混ぜる。
3 スパゲッティは塩を加えたたっぷりの熱湯で、好みの固さにゆでる。
4 ほうれんそうは葉と茎に分け、葉だけを③のスパゲッティがゆで上がる直前に加え、同時にゆで上がるようにする。
5 ④のスパゲッティとほうれんそうを、ざるにとって水けをきり、②のフライパンに加えて強火でさっとあえ、塩、こしょうで味をととのえる。

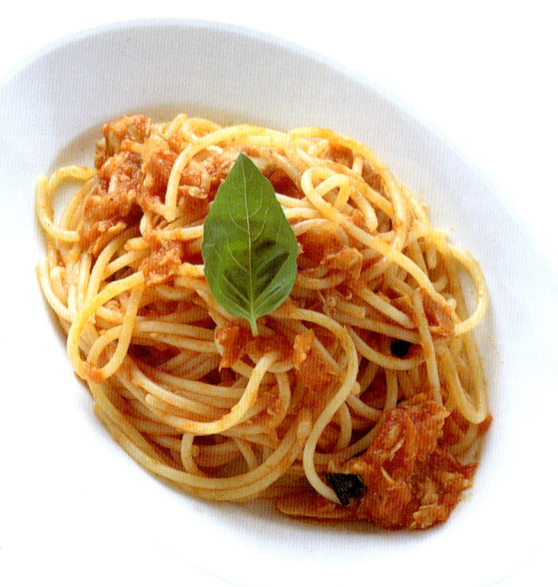

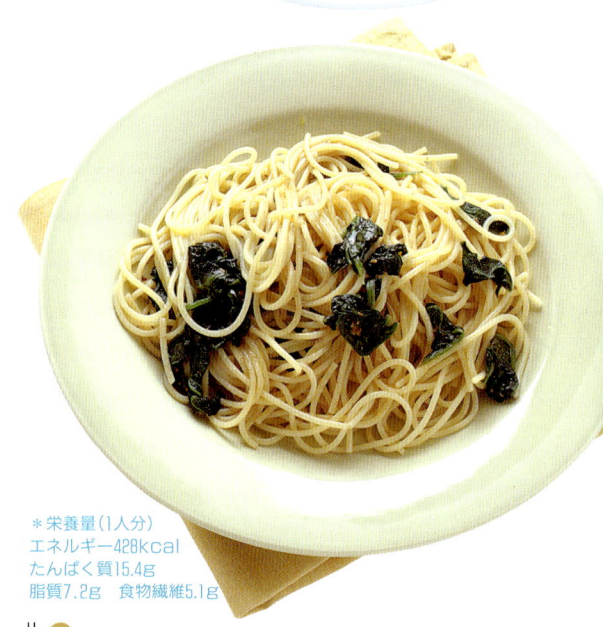

*栄養量(1人分)
エネルギー428kcal
たんぱく質15.4g
脂質7.2g　食物繊維5.1g

Point ワンポイントアドバイス

にんにくや赤唐がらしは刺激が強いので、香りだけを油に移して取り出します。ほうれんそうの繊維が気になるときは、もう少し細かく切って使うようにします。季節によって、ほうれんそうの代わりに春キャベツや菜の花を使ってもいいし、スパゲッティの代わりにショートパスタ(ペンネなど)を使うと、また違ったおいしさが楽しめます。

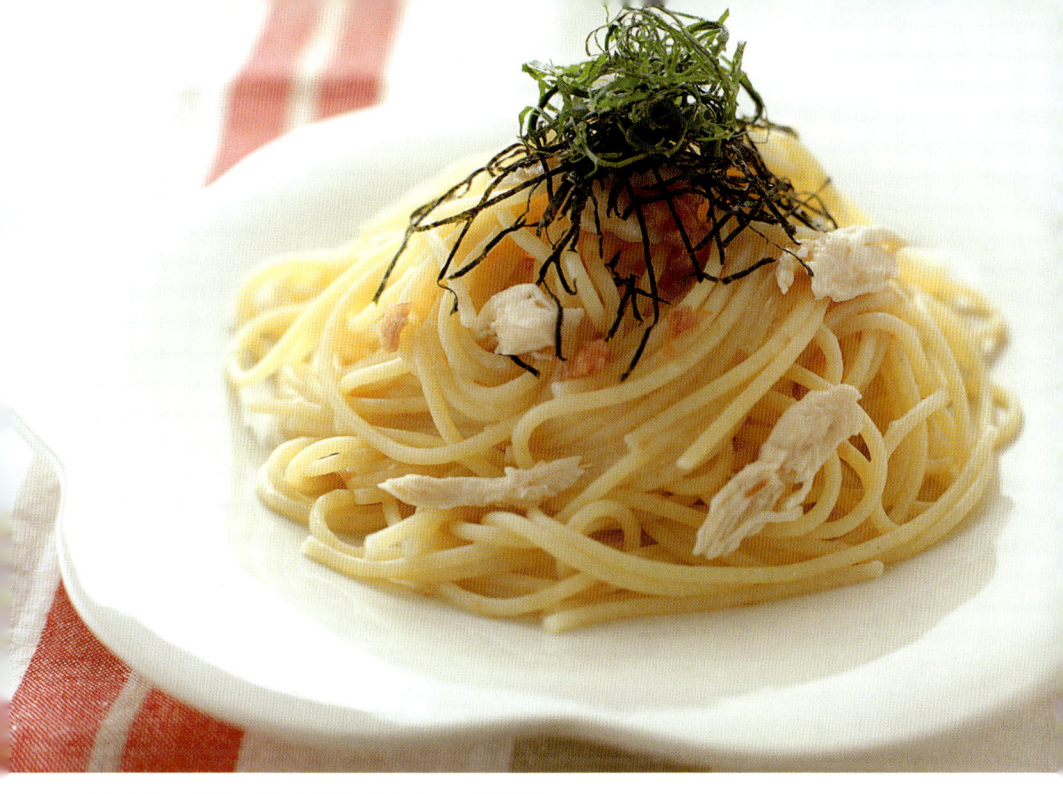

梅干しにバターの風味を加えたソースが新鮮
梅干しとささみのスパゲッティ

【材料】(2人分)
スパゲッティ(1.5〜1.7mm)180g 梅干し大2個 鶏ささみ80g バター15g 塩・こしょう各適量 酒大さじ1 青じそ10枚 刻みのり適宜

【作り方】
1 バターはボウルに入れ、室温で柔らかくしておく。
2 梅干しは種を除いて果肉を包丁でたたき、細かく刻んで①のバターに混ぜ、塩、こしょう、酒を加えて混ぜる。
3 鍋に水と塩各少々、鶏ささみを入れて火にかけ、煮立ったら火からはずして余熱で火を通す。ささみが熱いうちに手で裂き、②のボウルに加えてあえる。
4 青じそはせん切りにして水にさらし、水けをきる。
5 スパゲッティは塩を加えたたっぷりの熱湯で、好みの固さにゆでる。
6 ⑤のスパゲッティをざるにとって水けをきり、③のボウルに入れて手早くあえる。器に盛り、刻みのりと④の青じそをのせる。

＊栄養量(1人分)
エネルギー451kcal たんぱく質21.7g
脂質8.4g 食物繊維2.9g

作ってみたら…▶食べてみたら
●使用した梅干しの酸味が強かったので、白ワインを加えてみたら、全体の味がまろやかになりました。白ワインは日本酒に代えてもいいと思います。バターが少し入るとこくが出て、クローン病の患者向けのメニューとは思えないほどのおいしさ。梅干しとバターは意外な組み合わせですが、とても相性がいいのですね。[H.K.]

Point ワンポイントアドバイス
梅干しや青じその香りで、食欲のない日でもおいしく食べられます。梅干しの塩分によって塩を加減してください。

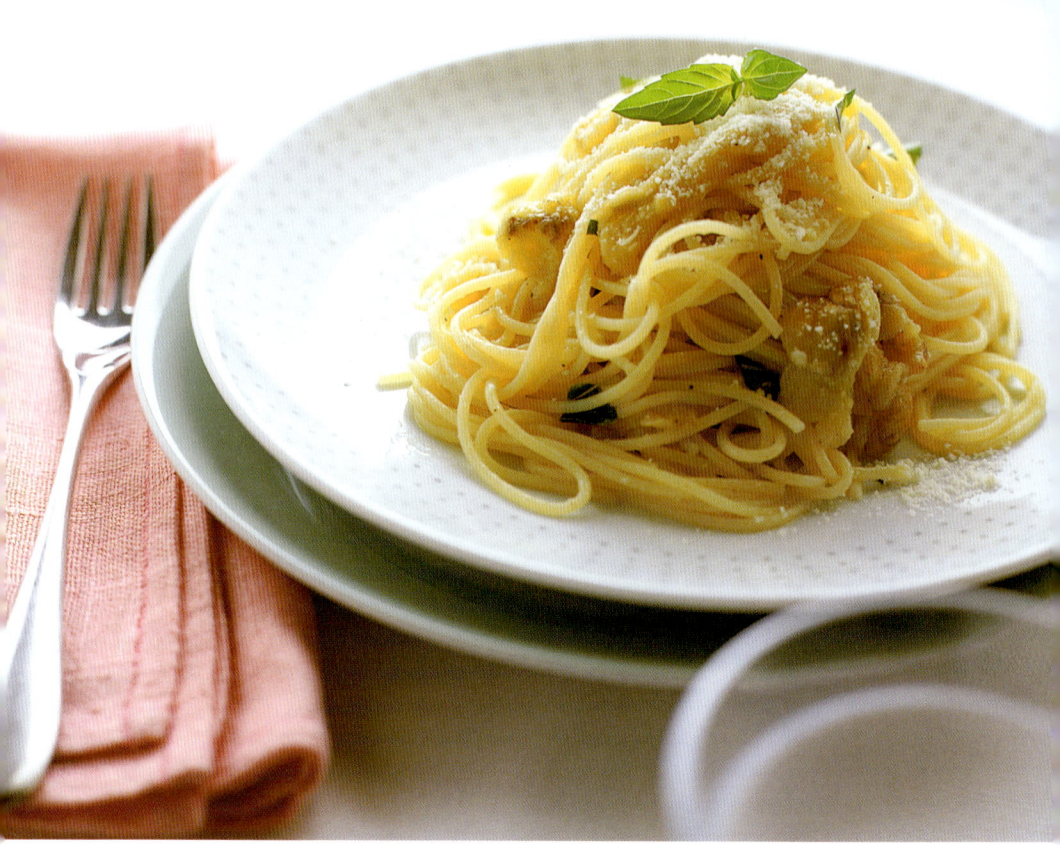

たんぱく源がほしいときは、これに鶏ささみをプラスして

焼きなすの冷製パスタ

【材料】(2人分)
スパゲッティ(1.3mm)140g　なす2個(150g)　バジルの葉適量　オリーブ油大さじ1　塩・こしょう各適量　パルメザンチーズ大さじ1

【作り方】
1 なすは焼き網で真っ黒になるまで焼き、冷水にとって皮をむく。水けをふき、へたを除いて食べやすい大きさに裂く。
2 ボウルに①の焼きなす、オリーブ油、刻んだバジル、塩、こしょうを混ぜる。
3 スパゲッティは塩を加えたたっぷりの熱湯でゆでる(冷やすと固くなるので、表示の時間よりも2〜3分長くゆでる)。スパゲッティを1本、氷水をはったボウルにとり、食べてみて固さをみる。
4 スパゲッティが適度な固さになっていたらざるに上げ、氷水に入れて冷やす。もう一度ざるに上げて水けをきり、ペーパータオルで水分をふき取る。
5 ②のボウルに④のスパゲッティを入れ、全体をあえる。器に盛り、パルメザンチーズをふってバジルの葉を飾る。

＊栄養量(1人分)
エネルギー348kcal　たんぱく質11.3g
脂質8.5g　食物繊維3.3g

作ってみたら…▶食べてみたら

●裂いた焼きなすにオリーブ油がよくなじみ、その味が細めのスパゲッティによく合って、とてもおいしかった。バジルの香りが効果的で、全体に薄味であっさりしているけれど、それぞれの素材の味が楽しめて、物足りなさはありません。ちょっとプロっぽい味で、これならおもてなし料理にもなりそうです。なすを焼きすぎて身まで焦がしてしまい、皮といっしょに焦げた部分を除いているうちに具が少なくなったのが残念です。[H.K.]

> **Point** ワンポイントアドバイス
>
> ◀なすなどの野菜の皮はフードブロッケージ（食物が腸管に詰まる現象）の原因になりやすいので、ていねいに皮をむきましょう。皮は真っ黒になるまで焼くとむきやすくなります。

細めのスパゲッティを
中華めんに見立てて作ります

ソースパスタ 焼きそば風

【材料】(2人分)
スパゲッティ(1.3mm)150g　鶏ささみ40g　キャベツ80g　にんじん20g　ピーマン20g　サラダ油大さじ1　塩・こしょう各適量　焼きそばソース大さじ3　青のり少々

【作り方】
1 キャベツ、にんじん、ピーマンはそれぞれ細切り、ささみはそぎ切りにする。
2 フライパンにサラダ油を熱して①のささみと野菜を炒め、塩、こしょうをふる。
3 スパゲッティは塩を加えたたっぷりの熱湯で、好みの固さにゆでる。
4 スパゲッティの水けをきって②のフライパンに入れ、焼きそばソースを加えて手早く炒める。器に盛り、青のりをふる。

＊栄養量(1人分)
エネルギー404kcal　たんぱく質15.6g
脂質7.8g　食物繊維3.2g

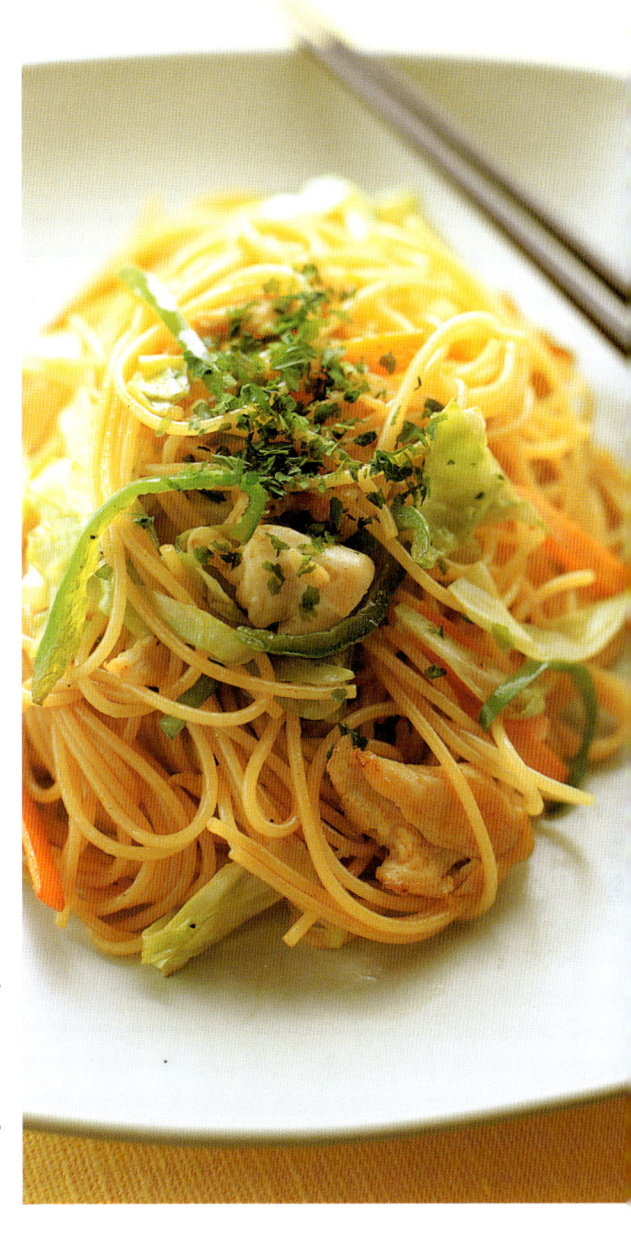

> **Point** ワンポイントアドバイス
>
> 　ほとんどの中華めんには、ちぢれや色を出すためにかん水（炭酸カリウムなど）が使われています。かん水はたんぱく質を変性させるため、消化吸収が悪くなるといわれています。そこで中華めんの代わりに細いスパゲッティを使用して、焼きそば風に仕上げてみました。焼きそばソースとの相性もよく、これなら充分満足していただけると思います。

細めのパスタを中華めん使用のメニュー作りに代用して
パスタの冷やし中華風

【材料】(2人分)
スパゲッティ(1.3mm)160g　きゅうり60g　卵1個{塩少々　砂糖小さじ½}　かにかまぼこ30g　もやし50g　たれ{鶏がらスープカップ¼　しょうゆ大さじ2　砂糖大さじ½　酢大さじ1½　ごま油小さじ½}　塩適量　イタリアンパセリ適宜

【作り方】
1 たれの材料を混ぜ合わせる。
2 きゅうりは皮をむき、せん切りにする。もやしはひげ根を取って塩を加えた湯でゆで、水けをきる。かにかまぼこは裂く。
3 卵は割りほぐして塩と砂糖を混ぜ、フッ素樹脂加工のフライパンで薄焼き卵を焼き、細切りにして錦糸卵を作る。
4 スパゲッティは塩を加えたたっぷりの熱湯でゆでる(冷やすと固くなるので、表示のゆで時間よりも2～3分長く)。スパゲッティを1本氷水をはったボウルにとり、食べてみて固さをみる。
5 スパゲッティが適度な固さになっていたらざるに上げ、氷水に入れて冷やす。もう一度ざるに上げて水けをきり、ペーパータオルで水分をふき取る。
6 器にスパゲッティを盛り、②のきゅうり、もやし、かにかまぼこ、③の錦糸卵をのせ、①のたれをかけてパセリを添える。

Point ワンポイントアドバイス
スープは市販の中華スープの素を利用して作ると便利。狭窄がある患者さんは、もやしを除いて食べましょう。

＊栄養量(1人分)
エネルギー400kcal　たんぱく質17.9g
脂質5.9g　食物繊維2.8g

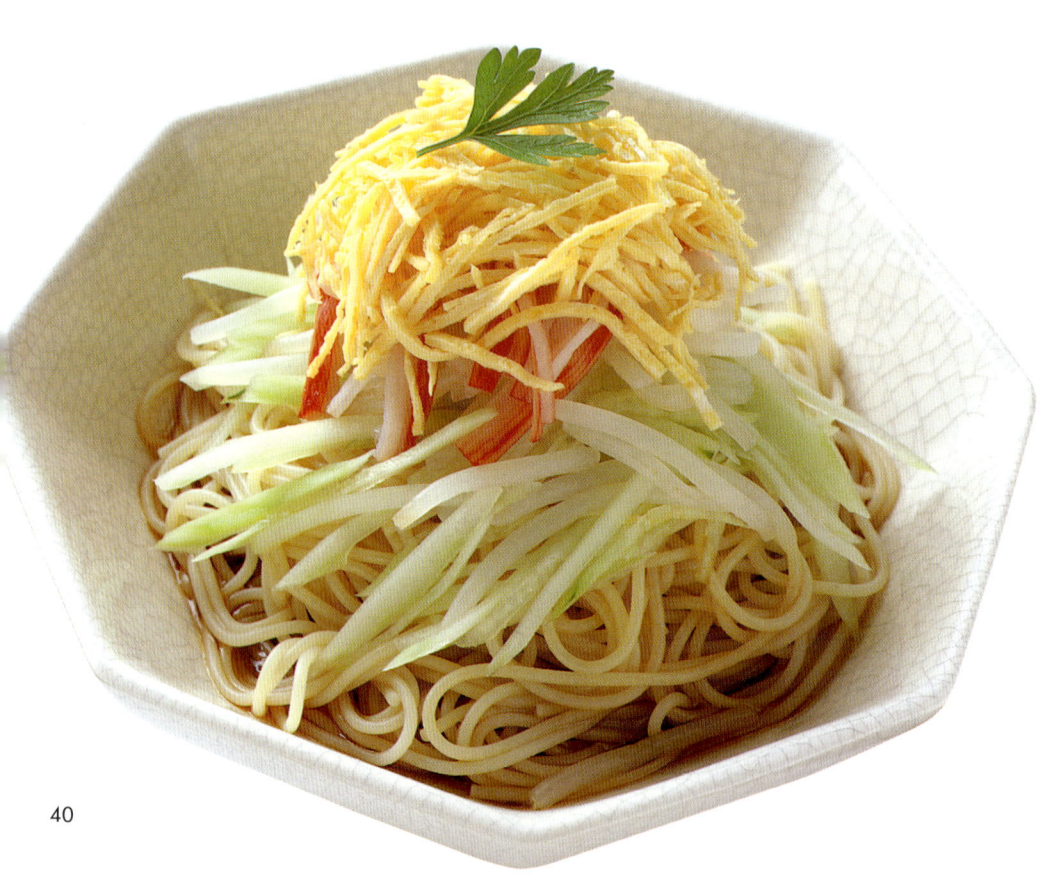

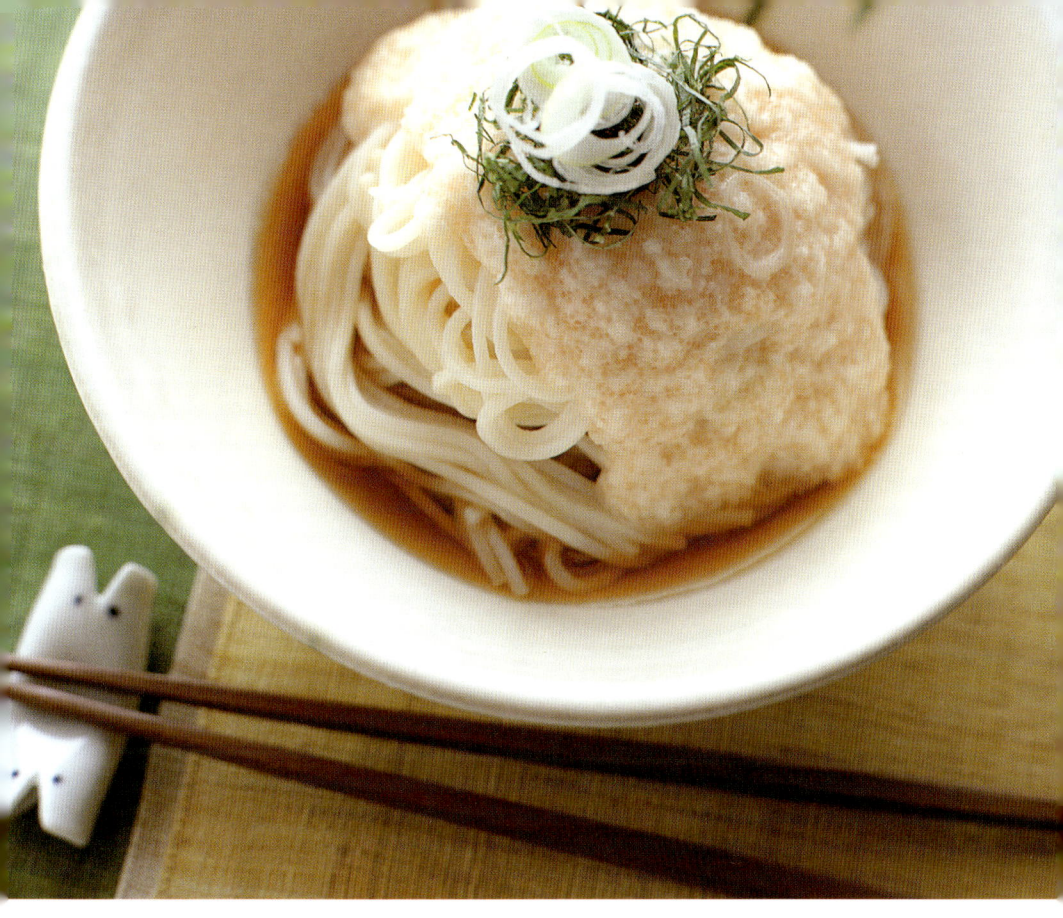

たらこの塩けがほどよくて、食欲のない日もツルンと入る
たらことろろめん

【材料】(2人分)
冷や麦150g 長芋100g たらこ１腹(20g) 青じそ５枚 長ねぎ20g めんつゆ適量

【作り方】
1 長芋は皮をむき、すりおろす。たらこは薄皮に切り目を入れ、中身をしごき出す。
2 ①のすりおろした長芋に、ほぐしたたらこを加え、よく混ぜ合わせる。
3 青じそはせん切りにして水にさらし、水けをきる。長ねぎは小口切りにする。
4 冷や麦はたっぷりの熱湯でゆで、ざるにとって流水でよく洗い、水けをきる。
5 深めの器に④の冷や麦を盛り、周囲からめんつゆを注ぎ入れる。冷や麦の上に②のたらことろろをかけ、③の青じそ、長ねぎのせる。

＊栄養量(1人分)
エネルギー333kcal たんぱく質11.9g
脂質1.8g 食物繊維2.6g

作ってみたら…▶食べてみたら
●冷や麦をゆでる以外には火を使わないし、包丁も薬味を切るのに使う程度。めんつゆも市販品を使えば、料理が苦手な人でも30分もあれば作れます。その上、後片づけもラクラク。のどごしがよく、さっぱりしているので、食欲の落ちる夏場にはとくにおすすめですね。好みでたらこの分量を変えると、塩けも変わると思います。[Y. Y.]

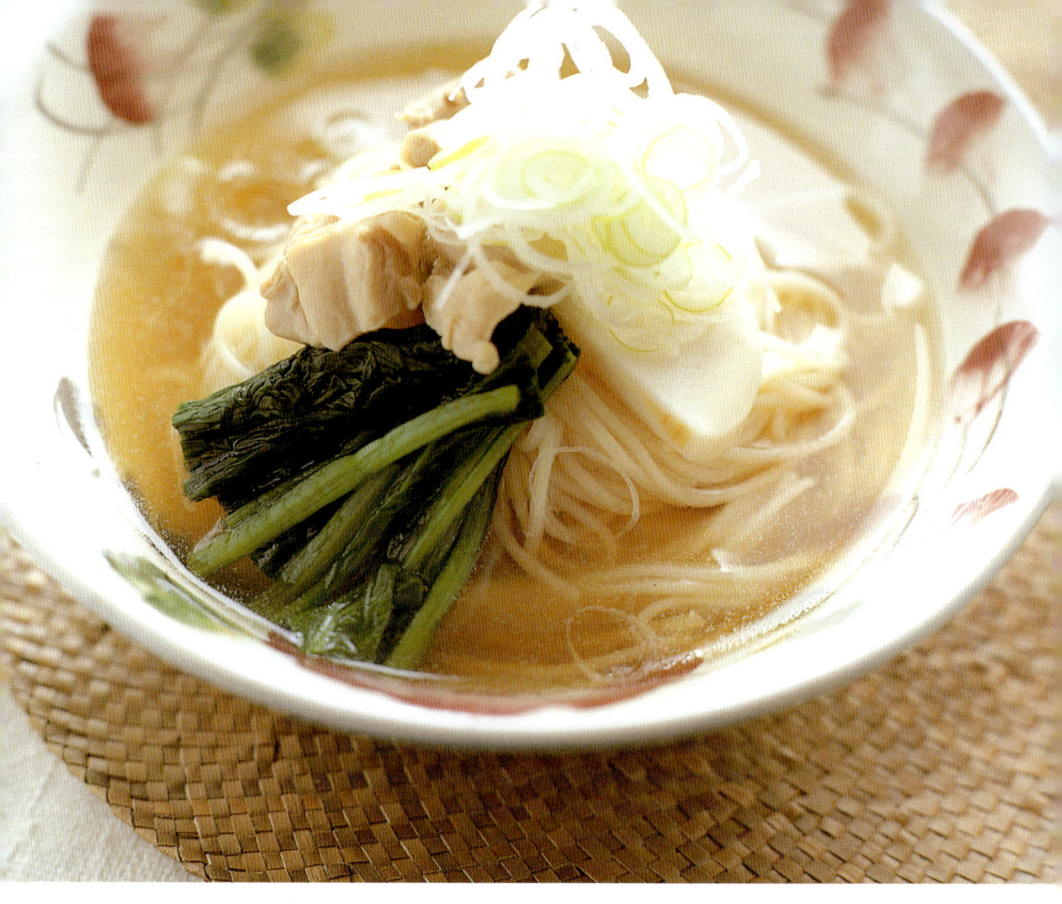

煮干しや干ししいたけ、鶏肉の出しのきいた汁が美味
鶏肉と小松菜のにゅうめん

【材料】(2人分)
そうめん100g　鶏もも肉(皮なし)50g
小松菜40g　かまぼこ30g　長ねぎ20g
煮汁｛水カップ2½　煮干し8尾　干ししいたけ2枚　薄口しょうゆ小さじ1½　酒小さじ1½　塩小さじ½｝

【作り方】
1 煮干しは頭とわたを除いて縦半分に割り、干ししいたけといっしょに鍋に入れ、水カップ2½に浸して30分おき、こす。
2 鶏もも肉はひと口大に切る。小松菜は熱湯でゆでて冷水にとり、水けを絞って3cm長さに切る。かまぼこは薄切りにし、長ねぎは小口切りにする。
3 ①の鍋に②の鶏肉を入れて強火にかけ、沸騰したら弱火にして5分ほど煮、薄口しょうゆ、酒、塩で味をととのえる。
4 そうめんはたっぷりの熱湯で固めにゆで、ざるにとって冷水でよくもみ洗いをし、水けをきる。
5 ③の鍋に④のそうめんを加え、好みの柔らかさになるまで煮る。
6 そうめんを器に盛って鶏肉をのせ、②の小松菜、かまぼこ、長ねぎを添えてアツアツの煮汁をたっぷりはる。

Point ワンポイントアドバイス
体調によって具の材料を変えましょう。体調が悪いときは鶏肉、かまぼこなどは避け、消化吸収のいい溶き卵、豆腐などにするといいでしょう。

＊栄養量(1人分)
エネルギー247kcal　たんぱく質12.1g
脂質3.0g　食物繊維2.0g

めんと野菜をいっしょに煮て、最後にみそで風味づけ
みそ煮込みめん

【材料】(2人分)
乾めん(冷や麦・そうめんなど)100g　卵2個　玉ねぎ50g　にんじん30g　大根30g　万能ねぎ適量　みそ30g　煮干しの粉末小さじ2

＊栄養量(1人分)
エネルギー316kcal　たんぱく質15.1g
脂質7.6g　食物繊維3.1g

【作り方】
1 玉ねぎ、にんじん、大根は、それぞれ皮をむいて短冊切りにする。
2 万能ねぎは先のほうを飾り用に残し、小口切りにする。
3 鍋に水カップ4を入れて強火にかけ、沸騰したら①の野菜と乾めんを加え、全体を弱めの中火で柔らかく煮る。
4 煮えたら煮干しの粉末、みそを加えて2～3分煮込み、火を止める直前に卵を落とし入れる(割りほぐして入れてもいい)。器に盛り、②の万能ねぎを散らす。

> 作ってみたら…▶食べてみたら
> ●乾めんと野菜をいっしょに煮ると、めんが水分を吸収して、最後には汁がとても少なくなってしまいました。煮ている途中で水を1カップ足したのですが、それでも汁がほとんどなくなってしまったので、少しめんどうでも、めんを別にゆでておいて、野菜が柔らかく煮えたところに加えるほうが失敗がないと思います。みそ煮込みめんは食べると体が温まるし、消化もよさそうなので、寒い季節や体調の悪いときにうれしいメニューですね。[Y.Y.]

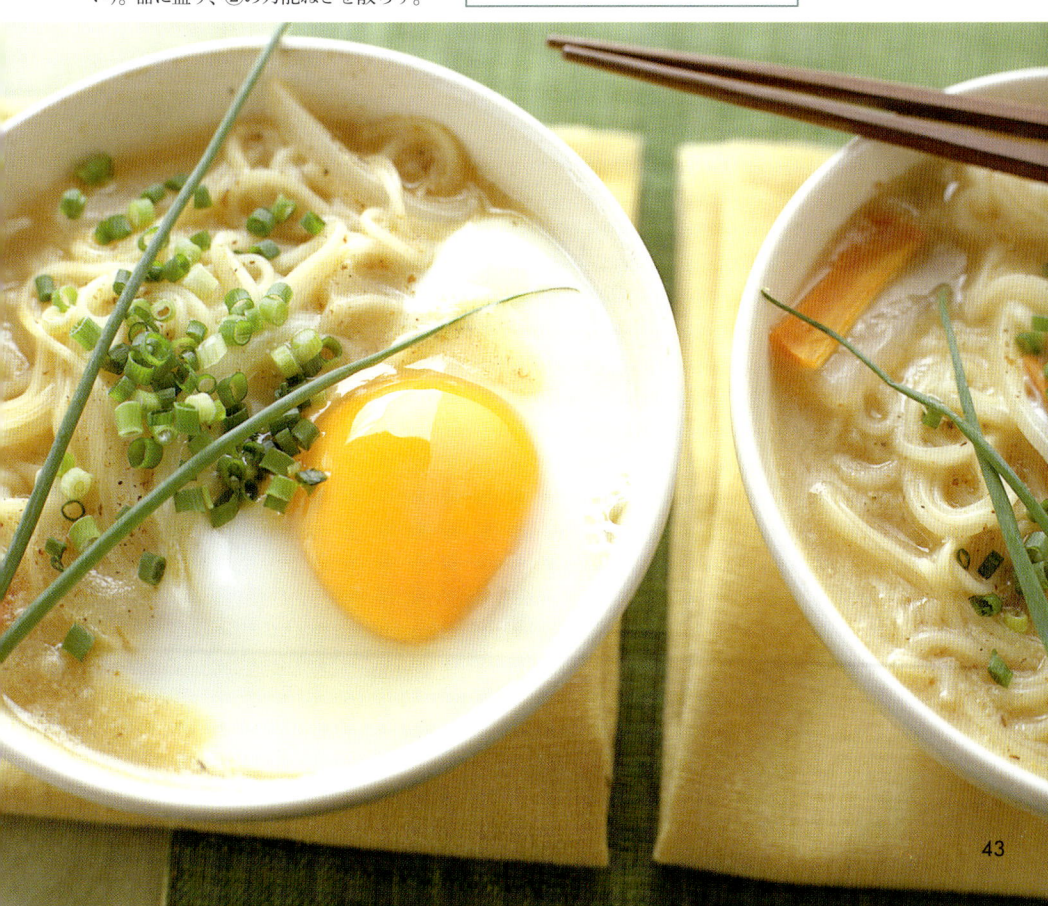

C.
ときにはパンを

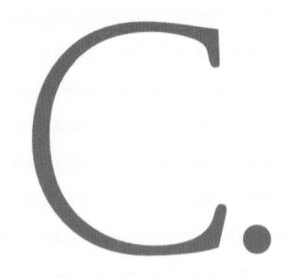

シンプルなパンを選んで、簡単な
朝ご飯やブランチに

炎症性腸疾患の患者さんのうち、とくにクローン病の患者さんでは、パンを膨らませるためのイースト(酵母・*Saccharomyces cerevisiae*)に対して抗体をもっている人が多いことがわかっています。こうした患者さんは、パンを食べると腹部膨満感を覚えたり、ガスの発生や腹痛などが起こったり、また再燃の原因になる場合もあるといわれています。クローン病の患者さんに限らず、炎症性腸疾患の患者さんは、ご自分のからだにパンが合うのか合わないのかを、あらかじめ試してみるほうが安心でしょう。パンを食べたあとは、腹部症状や全身症状に変化がないか、よく観察するようにしてください。

簡単なパンケーキなら自宅で焼いて、アツアツをいただくことができますから、休日のブランチやおやつに家族いっしょに楽しむのもいいでしょう。でも、パンはやはり手軽に買えて、そのまま食べられるのが魅力。パン屋さんの店頭には、いろいろな種類のパンが並んでいて、迷ってしまうかもしれませんが、購入する際には、できるだけ生地にバターやオイルを混ぜていないシンプルな食パンやフランスパンなどを選ぶようにしましょう。また、食品添加物のイーストフードなども含まれていないものがおすすめです。

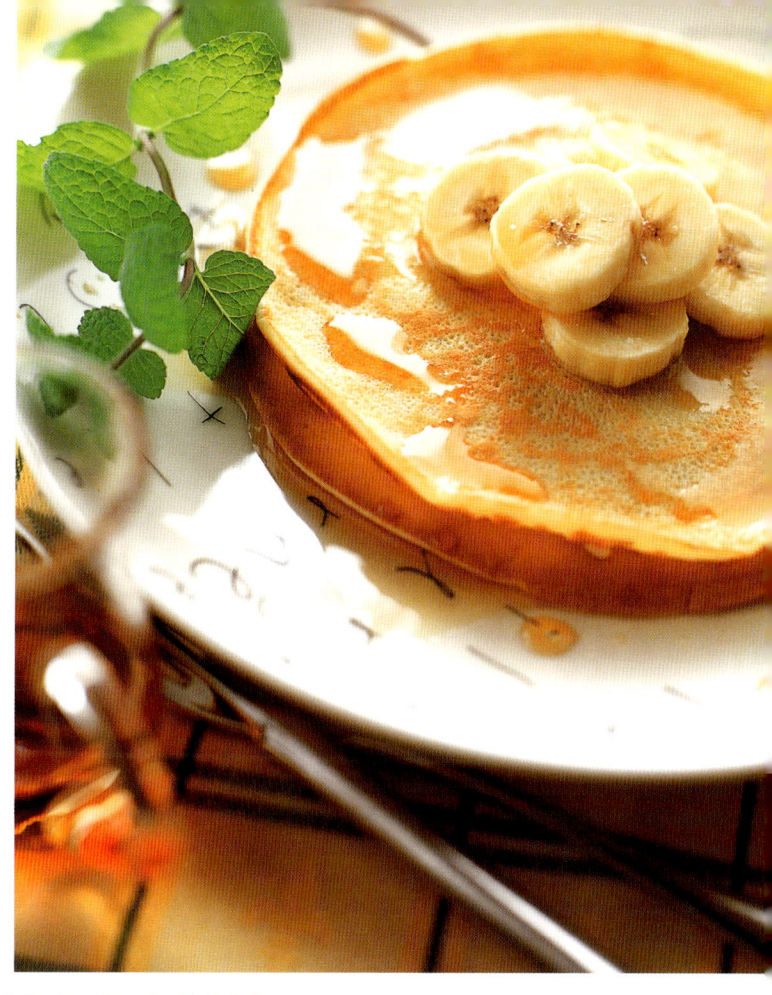

朝食やおやつに、焼きたてのアツアツをどうぞ
パンケーキ

【材料】(2人分・直径10cm/ 4枚)
生地｛小麦粉カップ1　ベーキングパウダー小さじ½　砂糖大さじ1　塩少々　スキムミルク10g　水カップ¾　卵1個　バニラエッセンス少々｝サラダ油小さじ1　メープルシロップ適宜　バナナ（または好みの果物）・ミント各適宜

【作り方】
1　小麦粉、ベーキングパウダー、砂糖、塩は合わせてふるい、ボウルに入れる。
2　スキムミルクは小鍋に入れて分量の水で溶き、だまがなくなったら人肌程度に温める。
3　①の粉類の中央をくぼませて卵を割り入れ、②のスキムミルク、バニラエッセンスを入れる。泡立て器で回りの粉を少しずつ混ぜ込みながら、トロリとなるまで混ぜる。
4　フッ素樹脂加工のフライパンを中火で熱してサラダ油を入れ、ペーパータオルで余分な油をふいてから③の生地を¼量ずつ流し入れる。表面に気泡ができてきたら裏返し、焼き色がつくまで焼く。
5　2枚1組にして器に盛り、メープルシロップをかけてバナナの輪切りをのせ、ミントを飾る。

＊栄養量(1人分)/エネルギー388kcal
たんぱく質9.6g　脂質5.8g　食物繊維2.2g

Point ワンポイントアドバイス
　焼きたてなら、バターがなくても充分においしいものです。メープルシロップがない場合は、はちみつやジャムに変えても大丈夫です。

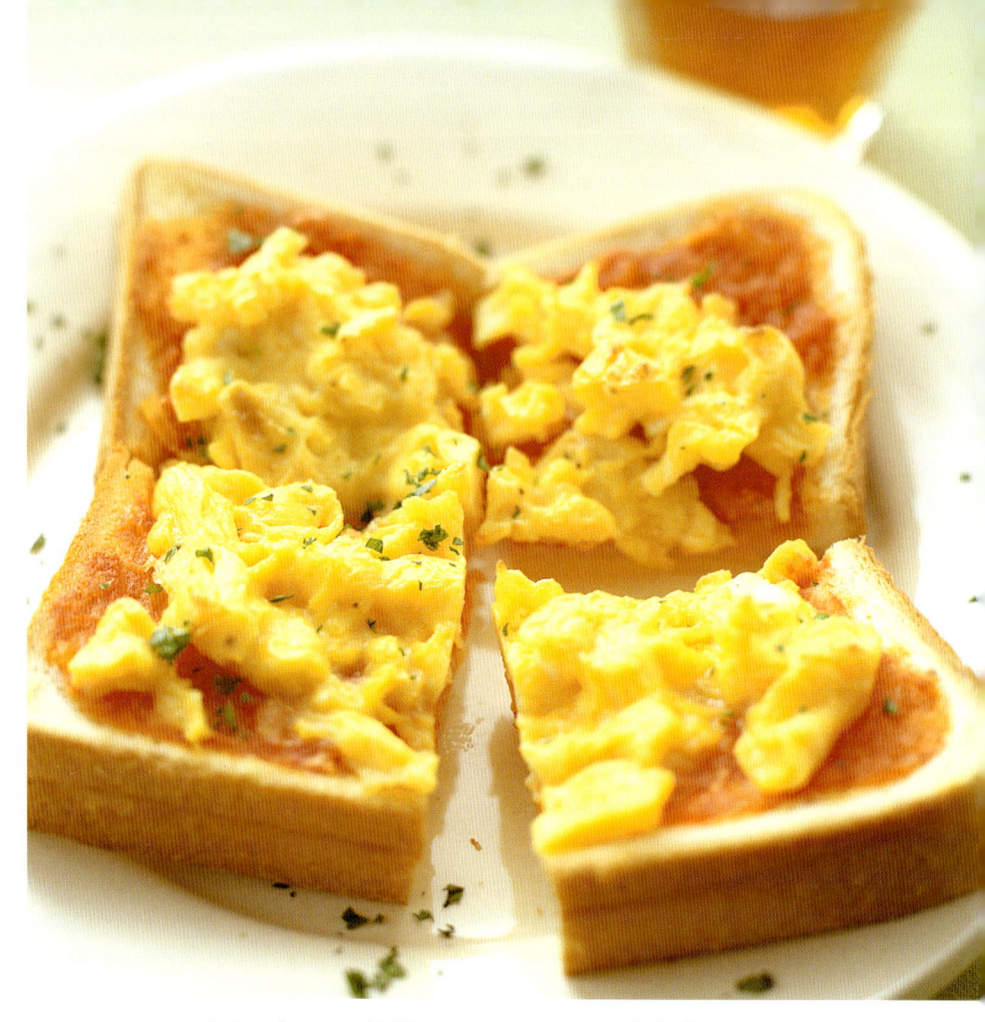

スクランブルエッグと作りおきのトマトソースは好相性
スクランブルエッグのピザトースト

【材料】(2人分)
食パン(8枚切り) 2枚　トマトソース(P.29参照)大さじ4　卵2個　塩・こしょう各少々　パセリのみじん切り少々

【作り方】
1 食パンにトマトソースを塗る。
2 卵を溶きほぐして、塩、こしょうを加え、フッ素樹脂加工のフライパンで柔らかいスクランブルエッグを作る。
3 ①のパンに②のスクランブルエッグをのせてオーブントースターで3分ほど焼き、切り分けてパセリを散らす。

＊栄養量(1人分)
エネルギー261kcal　たんぱく質11.7g
脂質9.2g　食物繊維2.4g

Point ワンポイントアドバイス
　いつもは別々に食べるトーストとスクランブルエッグをいっしょにし、トマトソースをプラスしてピザ風に焼いてみました。スクランブルエッグは半熟状に仕上げると食感がよく、消化吸収もよくなります。パセリのみじん切りはまとめて作り、水けをよく絞って冷凍保存しておくと便利です。

メープルシロップや
シナモンの香りでおやつにも
フレンチトースト

【材料】(2人分)
フランスパン150g　スキムミルク20g
水180cc　卵1個　砂糖大さじ2　メープルシロップ・シナモンシュガー各適宜
【作り方】
1 フランスパンは2cm厚さに切る。
2 スキムミルクを分量の水で溶き、卵、砂糖を加えてよく混ぜる。
3 ②の卵液に①のフランスパンを浸し、中までよくしみ込ませる。
4 フッ素樹脂加工のフライパンを中火で熱し、③のパンの両面をこんがり焼く。
5 器に盛り、好みでメープルシロップ、シナモンシュガーなどをかける。

＊栄養量(1人分)
エネルギー372kcal　たんぱく質12.9g
脂質4.0g　食物繊維2.2g

Point ワンポイントアドバイス
フッ素樹脂加工のフライパンで中火で焼くと、油を使わなくても外はこんがり、中はふんわりとしたフレンチトーストができ上がります。

チーズの風味がきいて、
パン1枚でボリューム充分
ピザトースト

【材料】(2人分)
食パン(8枚切り)2枚　トマトソース(P.29参照)大さじ4　玉ねぎ20g　ピーマン15g　ツナ水煮缶40g　ピザ用チーズ30g
【作り方】
1 玉ねぎは薄切りにし、ピーマンはごく薄い輪切りにする。
2 食パンにトマトソースを塗り、①の玉ねぎ、ピーマン、汁けをきったツナをのせ、チーズを散らす。
3 あらかじめ温めておいたオーブントースターで、チーズが溶けるまで焼く。

＊栄養量(1人分)
エネルギー218kcal　たんぱく質12.4g
脂質7.0g　食物繊維2.3g

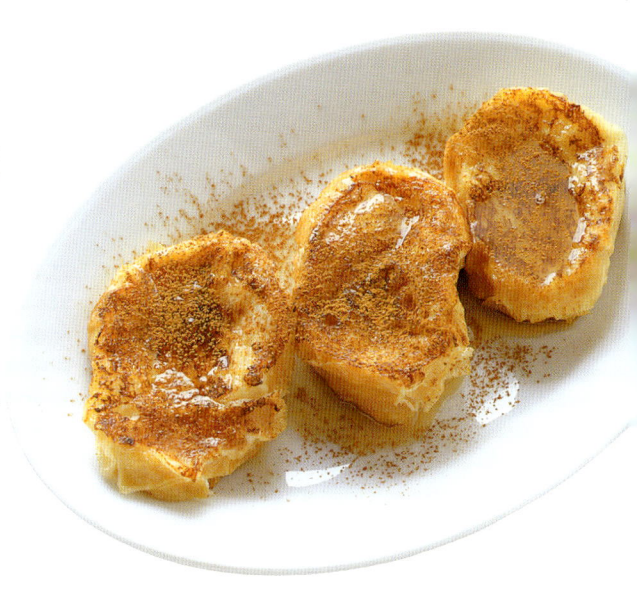

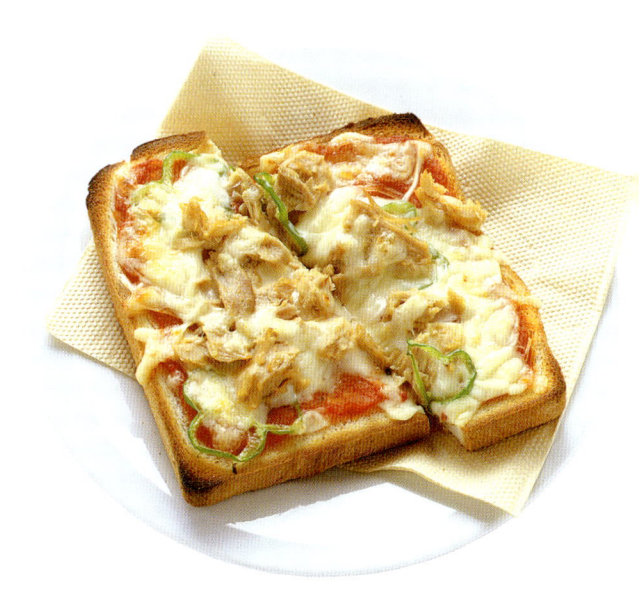

Point ワンポイントアドバイス
チーズは乳酸菌によって乳糖やたんぱく質がある程度分解されているので、消化吸収に優れています。ただし脂質の含有量が多いので、使用量は充分に注意しましょう。

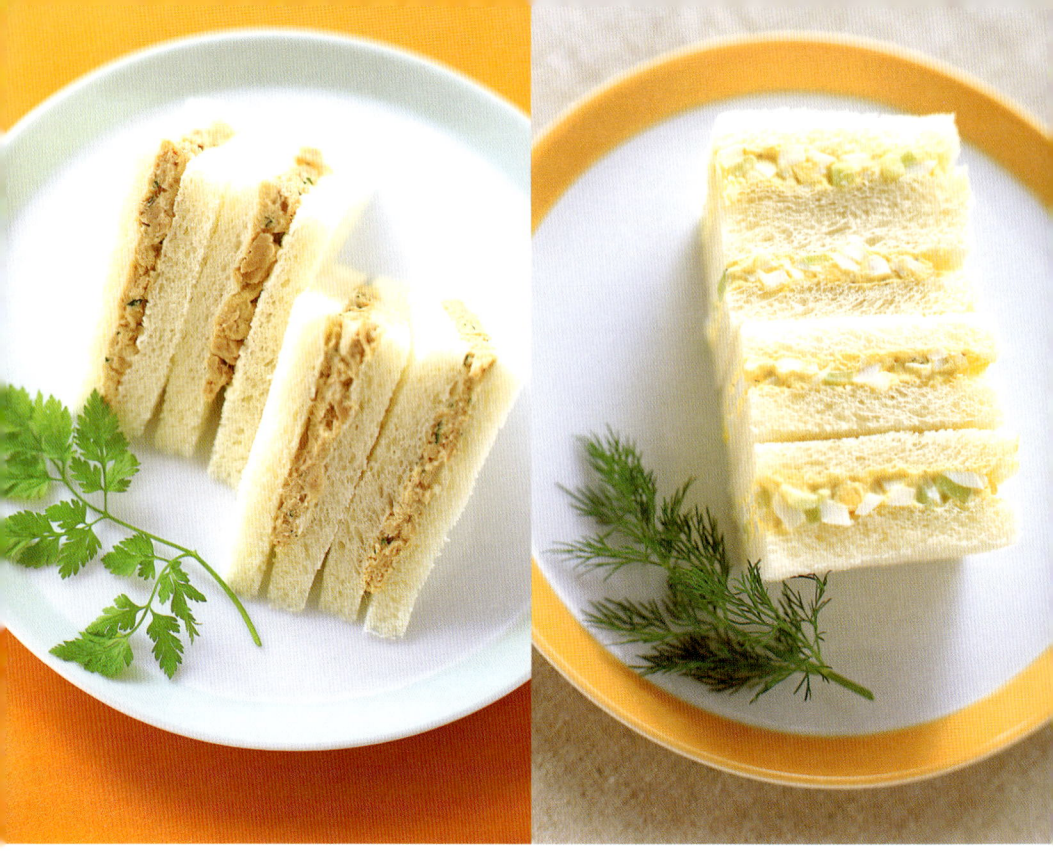

玉ねぎがツナの味を引き立てる
ツナサンド

【材料】(2人分) 食パン(12枚切り) 4枚　ツナ水煮缶50g　玉ねぎ20g　パセリ少々　マヨネーズ(カロリー1/2)15g　塩・こしょう各少々

【作り方】1 玉ねぎは薄切りにして水にさらし、水けをきる。パセリはみじん切りにする。
2 ツナ缶、①の玉ねぎとパセリ、1/2マヨネーズをよく混ぜ合わせ、塩、こしょうで味をととのえる。
3 食パンに②の具をはさみ、耳を落として好みの大きさに切る。

＊栄養量(1人分)／エネルギー174kcal
たんぱく質9.9g　脂質4.4g　食物繊維1.2g

卵ときゅうりの出会いがおいしい
卵サンド

【材料】(2人分) 食パン(12枚切り) 4枚　卵2個　きゅうり30g　マヨネーズ(カロリー1/2)15g　塩・こしょう各少々

【作り方】1 卵は固ゆでにし、殻をむいてみじん切りにする。きゅうりは皮をむいて5mm角に切る。
2 ①の卵ときゅうり、1/2マヨネーズをよく混ぜ合わせ、塩、こしょうで味をととのえる。
3 食パンに②の具をはさみ、耳を落として好みの大きさに切る。

＊栄養量(1人分)／エネルギー228kcal
たんぱく質10.5g　脂質9.9g　食物繊維1.2g

Point ワンポイントアドバイス

ツナサンド、卵サンド、ポテトサンドのマヨネーズは、いずれも脂質が半分の市販品を使用。マヨネーズは塩分含有量が少ないので、つい多く使ってしまいがちですが、具に塩味をきかせるとマヨネーズの使用量を減らすことができ、味も締まります。水分の出やすい野菜類は使っていないので、パンにバターやマーガリンを塗らなくてもおいしく仕上がります。

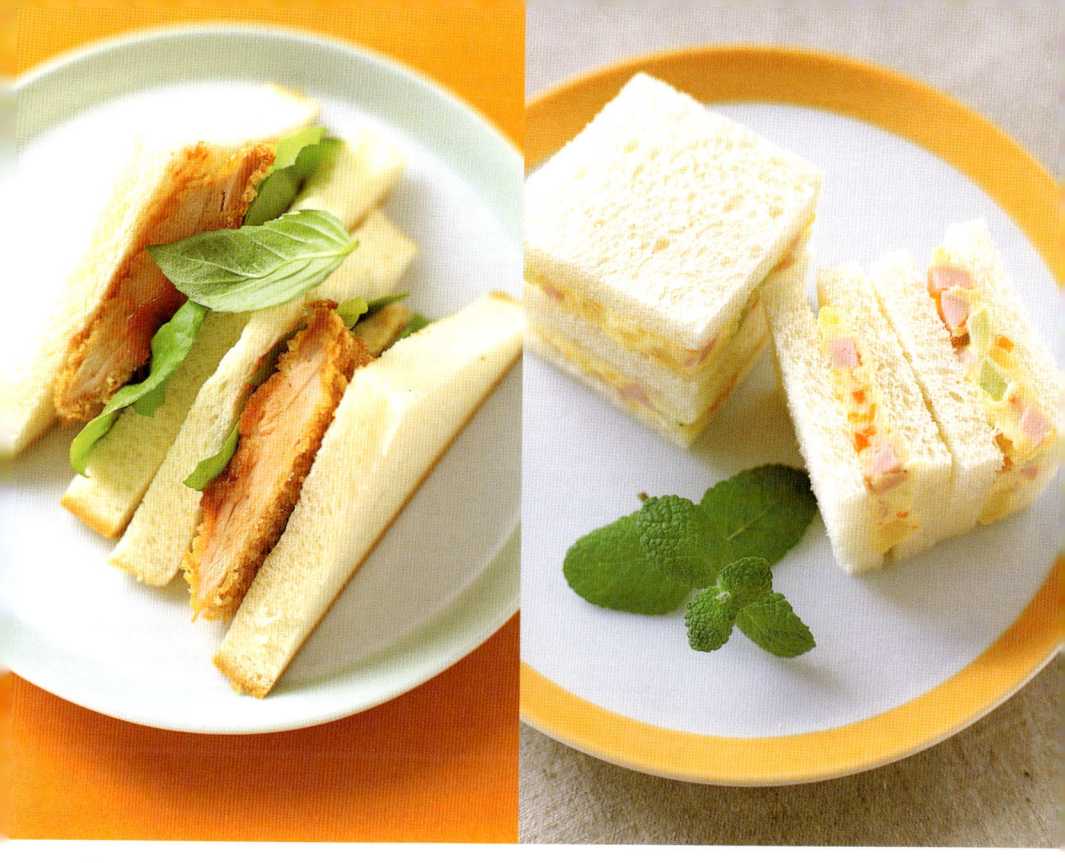

トンカツに匹敵するボリューム
チキンカツサンド

【材料】(2人分) 食パン(8枚切り)4枚 チキンカツ2枚 サラダ菜2枚 トマトケチャップ大さじ1 トンカツソース大さじ1
【作り方】 1 チキンカツを作る(P.72参照)。
2 トマトケチャップ、トンカツソースを混ぜ合わせ、①のチキンカツに塗る。
3 食パンにサラダ菜と②のチキンカツをはさみ、まな板などにはさんで重石をしてしばらくおく。なじんだら耳ごと好みの大きさに切る。

＊栄養量(1人分)／エネルギー467kcal
たんぱく質26.7g 脂質11.1g 食物繊維2.7g

Point ワンポイントアドバイス
▶ポテトサンドでは、ハムの代わりに魚肉ソーセージを少量使用しました。買うときには表示を見て、動物性の脂肪および動物性の結着剤を使用していないものを選ぶようにしましょう。

ポテトサラダも手作りにすれば安心
ポテトサンド

【材料】(2人分) 食パン(12枚切り)4枚 じゃが芋80g にんじん20g きゅうり20g 魚肉ソーセージ20g マヨネーズ(カロリー½)15g 塩・こしょう各少々
【作り方】 1 じゃが芋は皮をきれいに洗ってラップに包み、電子レンジで約4分加熱する。熱いうちに皮をむいてつぶし、冷ましておく。
2 にんじんは皮をむいて5mm角に切り、ラップに包んで電子レンジで約30秒加熱する。
3 きゅうりは皮をむいて5mm角に切る。魚肉ソーセージも同じ大きさに切る。
4 ①のつぶしたじゃが芋、②のにんじん、③のきゅうりとソーセージ、½マヨネーズをよく混ぜ合わせ、塩、こしょうで味をととのえる。
5 食パンに④の具をはさみ、耳を落として好みの大きさに切る。

＊栄養量(1人分)／エネルギー195kcal
たんぱく質6.3g 脂質5.1g 食物繊維1.8g

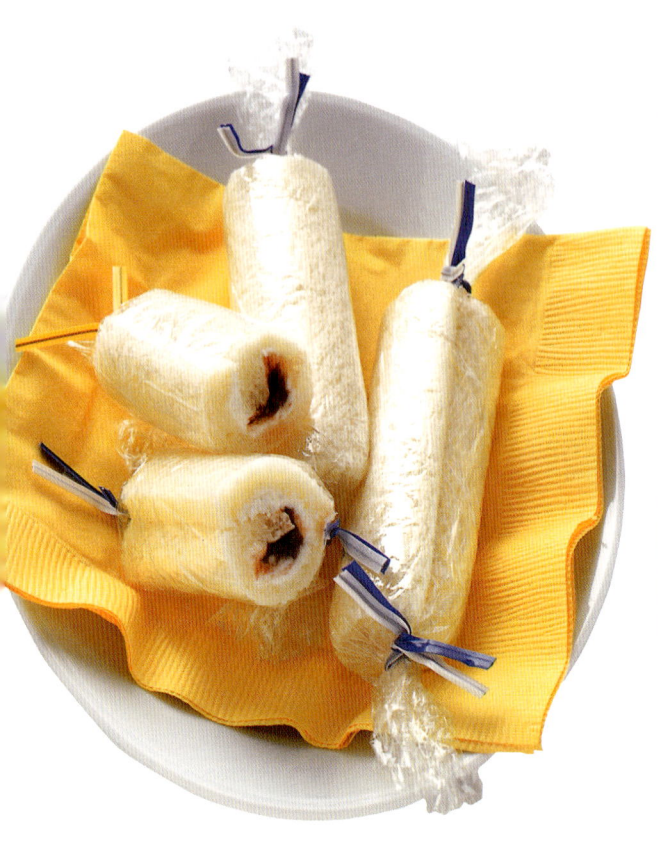

ラップで包めば乾燥せず、持ち運びにも便利
ロールサンド

【材料】(2人分)
食パン(12枚切り) 4枚　カッテージチーズ60g　ジャム30g

【作り方】
1 食パンは耳を切り落とす。
2 食パンにカッテージチーズを塗り、その上にジャムを塗って端からくるりと巻き、ラップに包んで両端をとめる。

＊栄養量(1人分)
エネルギー191kcal　たんぱく質7.8g
脂質3.2g　食物繊維1.6g

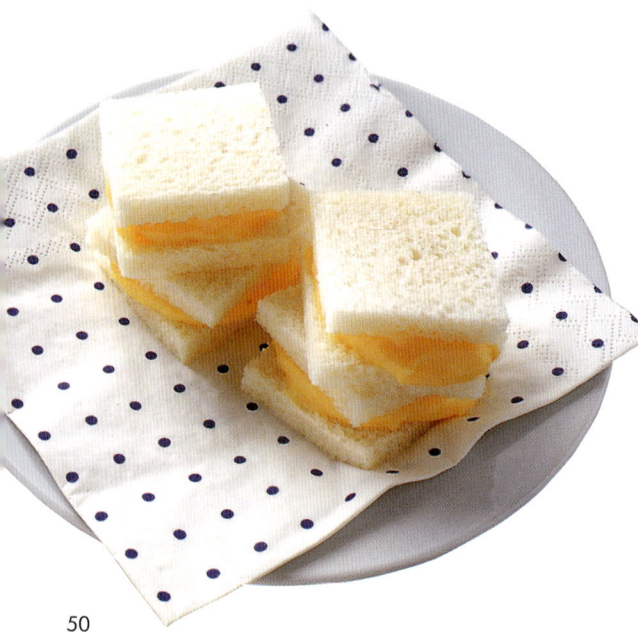

Point ワンポイントアドバイス
狭窄のある患者さんは、粒のあるジャム(いちご、ブルーベリーなど)はフードブロッケージ(食物が腸管に詰まる現象)の原因となりやすいので、裏ごしをしてから使いましょう。

低糖、低脂肪の手作りカスタードなら、おやつにも安心
クリームサンド

【材料】(2人分)
食パン(12枚切り) 4枚　カスタードクリーム｛卵黄1個分　砂糖15g　小麦粉8g　低脂肪牛乳80cc　バニラエッセンス少々｝

【作り方】
1 カスタードクリームを作る(デザートの章のP.79参照)。
2 食パンは耳を切り落とし、好みの大きさに切る。
3 食パンに①のクリームをはさむ。

＊栄養量(1人分)
エネルギー253kcal　たんぱく質8.1g
脂質5.8g　食物繊維1.5g

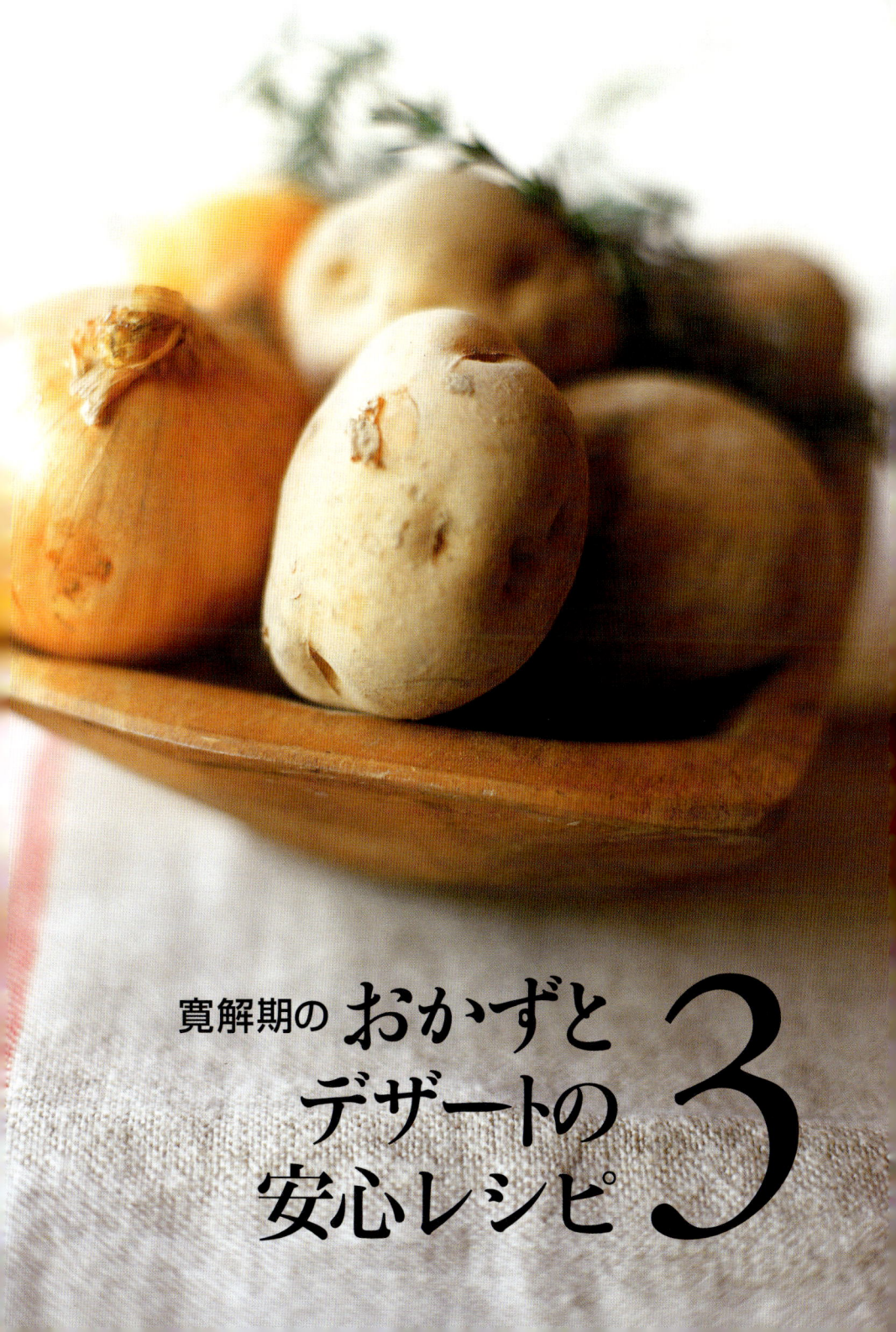

寛解期のおかずとデザートの安心レシピ 3

A.

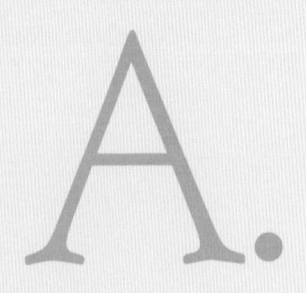

身近な魚介で

炎症を抑える作用が期待される魚介はおかずの王様

　四方を海に囲まれた日本では、四季を問わず新鮮な海の幸が豊富です。

　鯛、ひらめ、たらなどの白身魚には良質のたんぱく質が含まれ、消化吸収もいいので、体調のすぐれないときでも安心して食べることができます。

　一方、いわし、さんま、さば、ぶりなどの青魚には、炎症を抑えるといわれるEPA（エイコサペンタエン酸）、DHA（ドコサヘキサエン酸）などの多価不飽和脂肪酸が多く含まれています。この多価不飽和脂肪酸はからだにいい脂肪ではありますが、腸管の蠕動運動を亢進させ、下痢・腹痛の原因になりがちです。脂肪の多い青魚は、なるべく寛解期に摂るようにしましょう。

　魚介はその土地や季節によって、とれる種類が異なります。この本でご紹介する魚介に限らず、近海でとれた新鮮な旬の魚で、いろいろアレンジしてください。

　白身魚、青魚、えびや貝類などの魚介類は動脈硬化、狭心症、心筋梗塞、脳卒中などの生活習慣病や、アレルギー、免疫性疾患なども予防・改善するといわれています。煮魚、焼き魚のほかイタリア風の刺身サラダにしたり、調理の工夫で、一見、揚げ物風に仕上げるなど、家族の方もいっしょに楽しんではいかがでしょう。

白身魚とえびを具にした
味も栄養も優秀な一品

えびと白身魚の和風焼売

【材料】(2人分/16個分)
焼売の皮16枚　具｛えび80g　白身魚(たらなど)80g　生しいたけ1個　玉ねぎ150g(小1個)　片栗粉大さじ3〜4　しょうが汁大さじ1　しょうゆ小さじ1　酒小さじ1　砂糖小さじ1　塩小さじ⅓　ごま油小さじ2｝グリンピース(冷凍品)16個

【作り方】
1 えびは殻と背わたを除き、塩をふって軽くもんでから、もみ洗いにする。次に細かく刻んでから包丁の背でたたき、粘りを出す。
2 白身魚は骨と皮を取り除き、えびと同様に包丁で刻んでたたき、粘りを出す。
3 生しいたけは石づきを除き、みじん切りにする。玉ねぎはみじん切りにして器に入れ、片栗粉をまぶす。
4 ボウルに①、②としいたけを入れ、しょうが汁、しょうゆ、酒、砂糖、塩を加えて手でよく混ぜ合わせる。最後に玉ねぎ、ごま油を加え、よく混ぜ合わせる。
5 ④の具を16等分にして焼売の皮で包み、グリンピースをのせてせいろに並べる。
6 中華鍋に湯を沸かし、蒸気が立ったら⑤のせいろをのせ、強火で約12分蒸す。粗熱がとれたらグリンピースの皮をむく。

＊栄養量(1人分)
エネルギー249kcal　たんぱく質15.7g
脂質4.7g　食物繊維1.9g

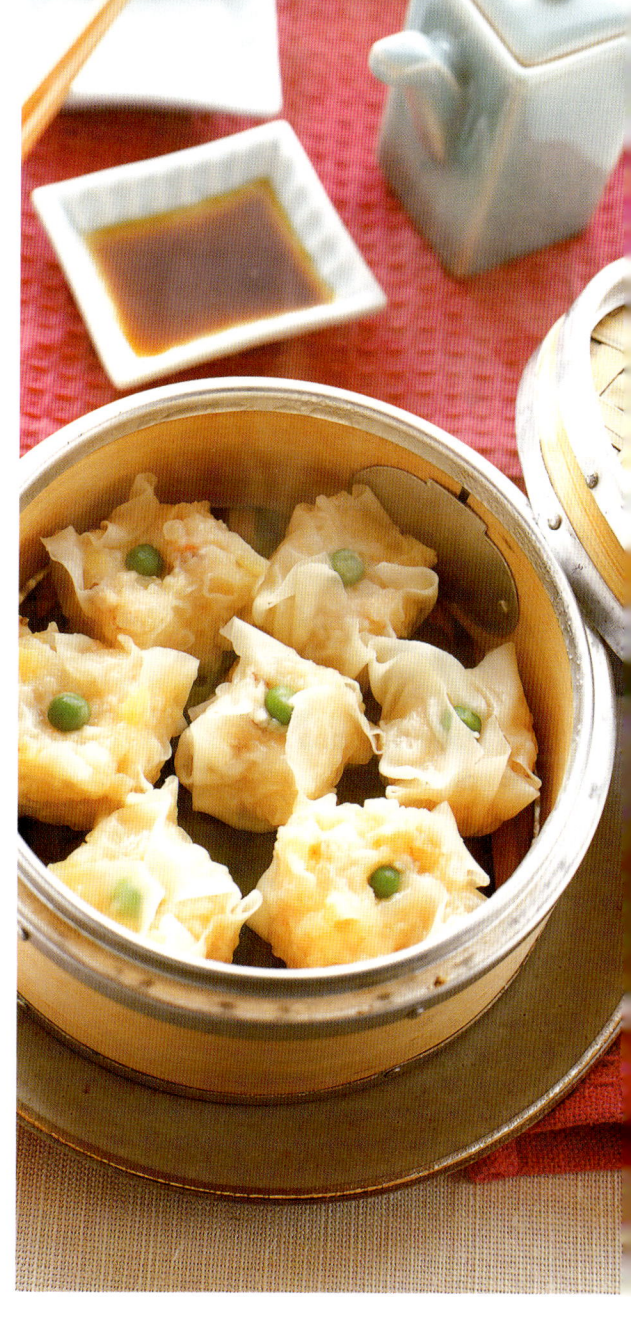

Point　ワンポイントアドバイス

　1、2、4の工程はフードプロセッサーを使うと便利です。また、具の玉ねぎから水分が出てくるので、皮で包んだらすぐに蒸すようにします。強火で一気に蒸し上げると、ぷりっとした焼売ができ上がります。蒸した焼売は、冷ましてから冷凍保存しておくと便利です。

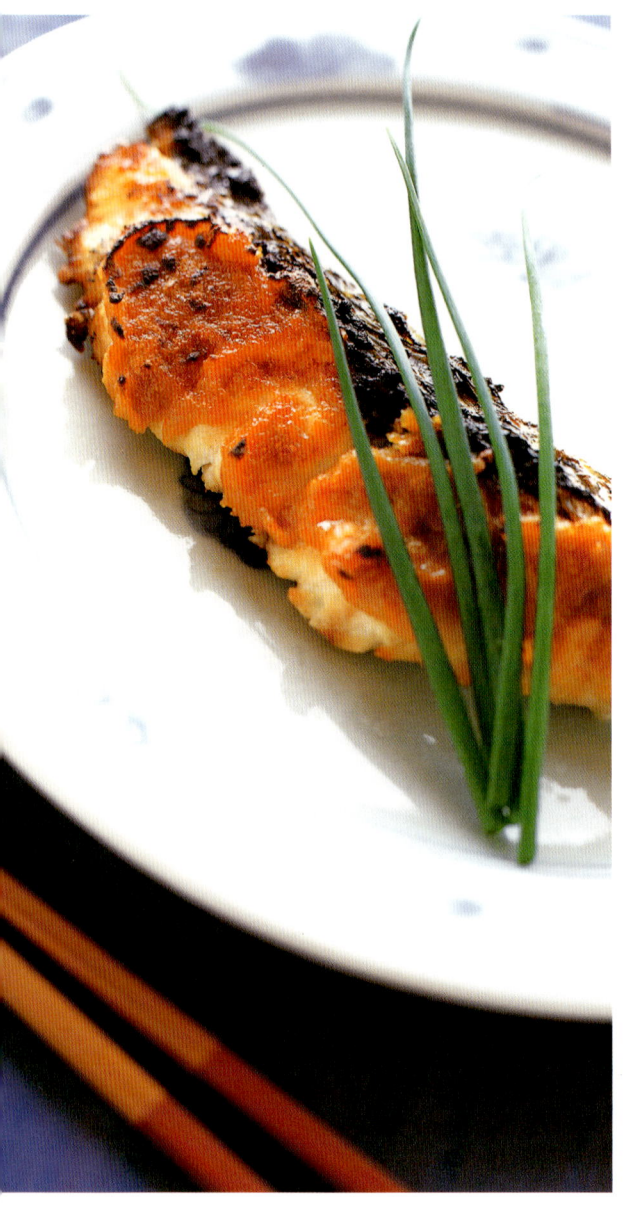

意外な組み合わせのみそが新鮮
白身魚の梅みそ焼き

【材料】(2人分)
白身魚2切れ(70g×2)　塩少々　梅みそ｛梅干し1個　青じそ3枚　西京みそ20g　みりん小さじ1｝　万能ねぎ適宜

【作り方】
1 白身魚は軽く塩をふる。
2 青じそは洗ってペーパータオルで水けをふき、みじん切りにする。
3 梅干しは種を除いて包丁で細かくたたき、西京みそ、みりん、②の青じそを加えて混ぜ合わせる。
4 ①の魚はペーパータオルで水けをふき、焼き網にのせて中火で焼く。両面に焼き色がついたら、片面に③の梅みそをスプーンなどで塗り、表面が乾く程度に焼く。器に盛り、生の万能ねぎを添える。

＊栄養量(1人分)
エネルギー110kcal　たんぱく質14.3g
脂質2.7g　食物繊維0.9g

> **作ってみたら…▶食べてみたら**
> ●梅みそを塗って焼き上げるとき、ちょっと目を離した間に、思いのほか早く焦げてしまいました。この点さえ注意すれば、作り方は本当に簡単。梅みそを作りおきしておけば、さらに時間を短縮できそうです。このメニューは家族全員にとくに好評で、アンコールも出るほど。鶏ささみに梅みそを塗って焼いてもおいしそうなので、今度、試してみるつもりです。[N.N.]

Point ワンポイントアドバイス

　西京みそがない時は、ふだんのみそに砂糖少量を加えて代用してください。つけ合わせに生の万能ねぎを使用していますが、ほかには大根おろし、きゅうりの塩もみなどでもよいでしょう。梅みそは焦げやすいので魚に火が通ってから塗り、香りを出す程度にサッと焼きます。

白身魚を風味豊かに味わう

たらのにんにくじょうゆ焼き

【材料】(2人分)
生だら2切れ(80g×2) 塩・こしょう各少々 片栗粉適宜 にんにく1かけ ピーマン50g サラダ油小さじ2 しょうゆ大さじ2 酒大さじ1 レモン¼個

【作り方】
1 生だらは1切れをそれぞれ半分に切り、塩、こしょうをふって片栗粉をまぶす。
2 にんにく、ピーマンは、それぞれ細かいみじん切りにする。
3 フッ素樹脂加工のフライパンにサラダ油小さじ1を熱し、①のたらの余分な粉をはたいて入れ、両面をこんがり焼いて器に盛る。
4 フッ素樹脂加工のフライパンにサラダ油小さじ1と②のにんにくを入れ弱火にかけ、香りが出たら強火にして②のピーマンを加え、サッと炒め合わせる。続いてしょうゆ、酒を加え、ひと混ぜして火を止める。
5 ④のたれを③のたらにかけ、レモンのくし形切りを添える。

＊栄養量(1人分)
エネルギー133kcal たんぱく質14.4g
脂質4.3g 食物繊維0.8g

作ってみたら…▶食べてみたら

●家にあった、にんにくのしょうゆ漬けを利用したら手間が省けましたが、そのせいか少し塩辛いという声もありました。鉄のフライパンで焼いたため、少々焦がしてしまい、結果的に油も多めに使ってしまったので、やはりフッ素樹脂加工のフライパンを使うのがよさそう。たれに混ぜたピーマンは全然臭みがなく、苦手な人でも大丈夫だと思います。見た目も上品で食欲をそそると、家族にも好評でした。[N.N.]

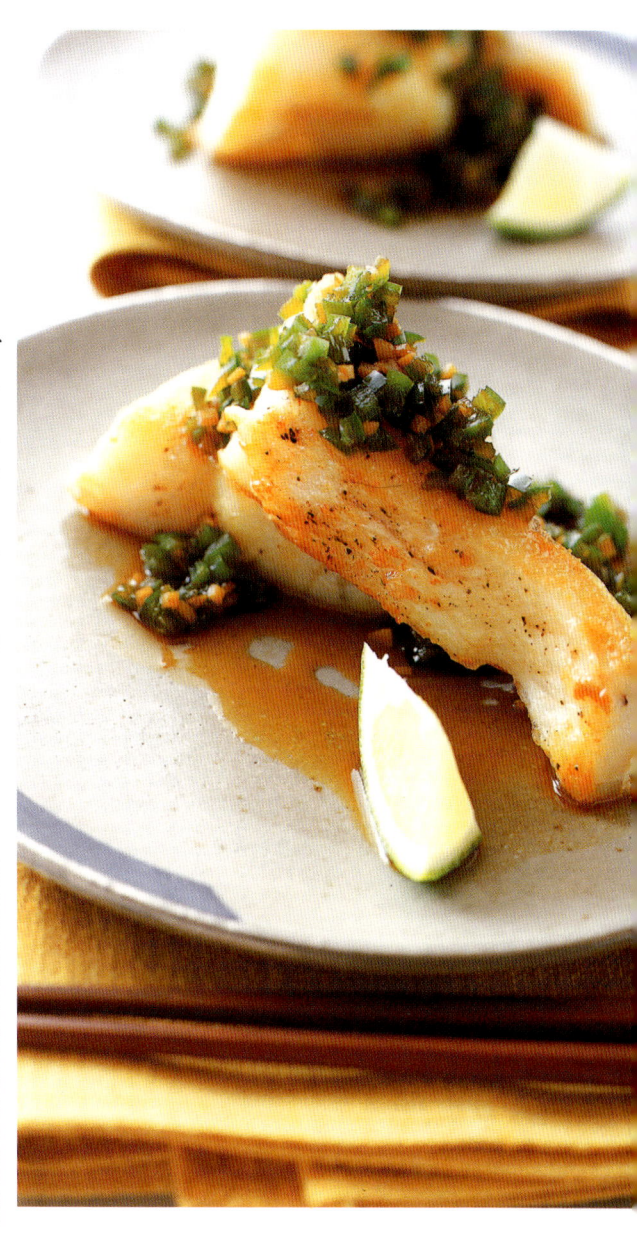

Point ワンポイントアドバイス

塩だらを使うとたれの味を塩辛く感じるので注意してください。寛解期では、少量のにんにくは問題ないと考えられますが、心配な方は、つぶしたにんにくを熱したサラダ油に入れて香りを移し、取り出してください。

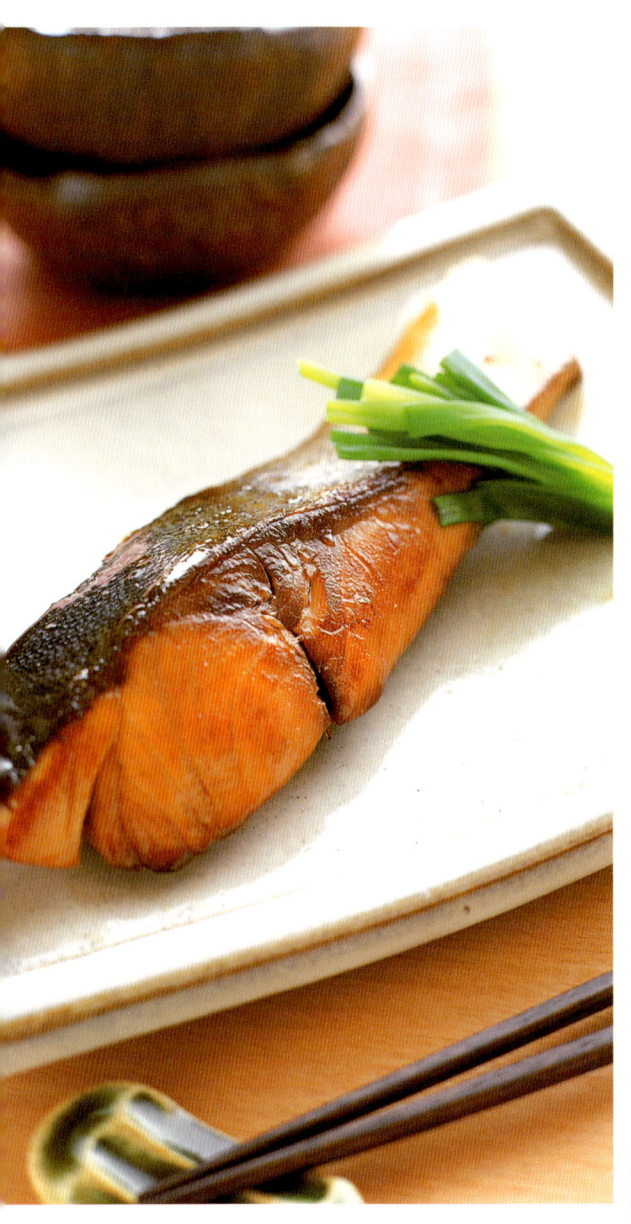

フライパンでできる濃厚な味の
照り焼き。ご飯がすすみます

ぶりの鍋照り焼き

【材料】(2人分)
ぶり2切れ(70g×2)　塩少々　漬け汁
{酒大さじ1　みりん大さじ2　しょう
ゆ大さじ2　砂糖大さじ1}　万能ねぎ
適量

【作り方】
1 ぶりは軽く塩をふり、水けが出てきたらペーパータオルでふく。
2 漬け汁の酒、みりん、しょうゆを合わせ、①のぶりを20〜30分漬け込む。
3 万能ねぎは塩少々を加えた熱湯でゆで、5cm長さに切って水けを軽く絞る。
4 ②のぶりを取り出して汁けを軽くふき、残った漬け汁に砂糖を加えて混ぜる。
5 フッ素樹脂加工のフライパンを中火で熱し、④のぶりを盛りつけるとき上になる方から焼き始める。焼き色がついたら裏返して焼き、④の漬け汁を加えて弱火で汁を煮詰めながら焼いて照りを出す。
6 ぶりを器に盛り、③のねぎを添える。

＊栄養量(1人分)
エネルギー258kcal　たんぱく質16.6g
脂質12.3g　食物繊維0.1g

Point　ワンポイントアドバイス

　ぶりのほかには、はまち、めかじきの切り身などでも同じ調理法でおいしく作れます。つけ合わせの万能ねぎは食物繊維が長いので、狭窄のある患者さんは細かく切るか大根おろしなどで代用するといいでしょう。

油で揚げなくても、揚げ物の
こくを味わえる裏わざを使って
さばの竜田揚げ風

【材料】(2人分)
さば2切れ(70g×2)　漬け汁｛しょうゆ大さじ2　酒大さじ1　しょうが汁小さじ1｝　片栗粉適宜　つけ合わせ｛レモン1/4個　貝割れ菜の葉先少々｝

【作り方】
1 さばは一口大に切り、漬け汁の材料を合わせた中に20～30分漬け込む。
2 ①のさばの汁けをペーパータオルでふき、片栗粉をまんべんなくつける。
3 クッキングシートを敷いた天パンに②のさばを並べ、200℃に温めたオーブンで10～15分焼く。器に盛って貝割れ菜を散らし、小さく切ったレモンを添える。

＊栄養量(1人分)
エネルギー203kcal　たんぱく質15.4g
脂質11.6g　食物繊維0.2g

Point ワンポイントアドバイス

　竜田揚げは普通は油で揚げますが、脂ののった魚なら、オーブンで焼くだけで揚げ物風の味が楽しめます。

梅干しとしょうがで臭み消しを
いわしの梅煮

【材料】(2人分)
いわし2尾　梅干し1個　しょうがのせん切り1/2かけ分　煮汁｛酒75cc　みりん大さじ1　砂糖小さじ1　しょうゆ大さじ1　水75cc｝

【作り方】
1 いわしはうろこを取って頭を切り落とし、1尾を3等分の筒切りにする。切り口から菜箸を入れて内臓を抜き取り、水洗いして水けをふき取る。
2 鍋に煮汁の調味料を入れ、煮汁が煮立ったら①のいわし、梅干し、しょうがを入れ、再び煮立ったら火を弱め、落としぶたをして30～40分静かに煮る。

＊栄養量(1人分)
エネルギー203kcal　たんぱく質12.4g
脂質8.3g　食物繊維0.3g

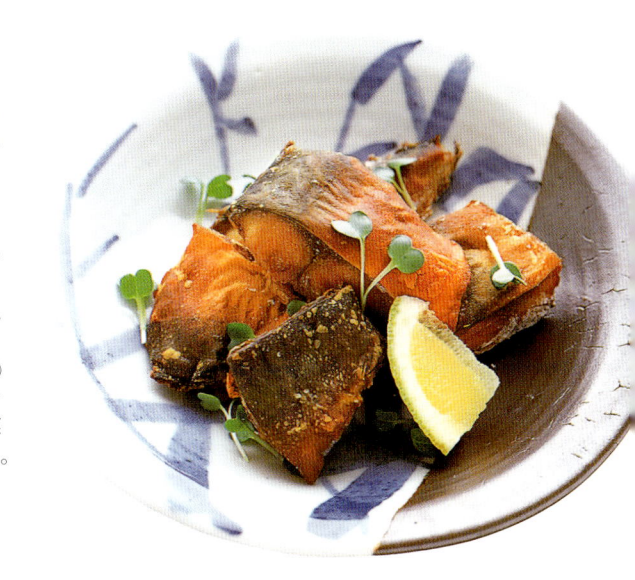

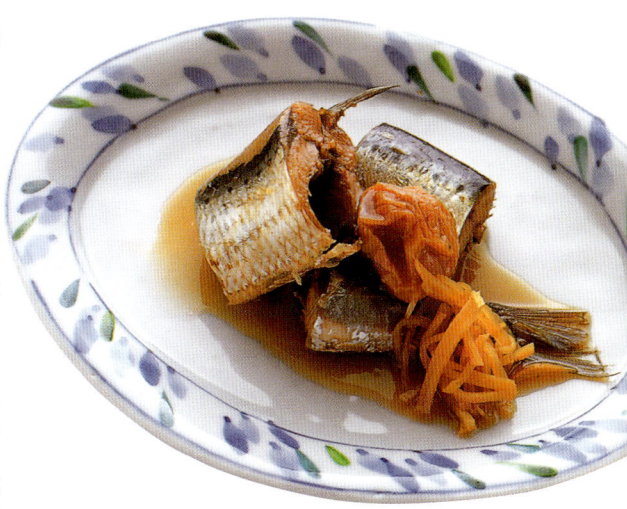

Point ワンポイントアドバイス

　青魚特有の臭みは、梅干しが解消。梅干しを入れる代わりに、ほうじ茶液で煮ても臭みが消え、おいしいものです。圧力鍋なら5～6分加熱した後、自然放置しておくと骨まで柔らかくなり、カルシウムやリンの補給ができます。同様にして、さんまやあじなどでも代用できます。

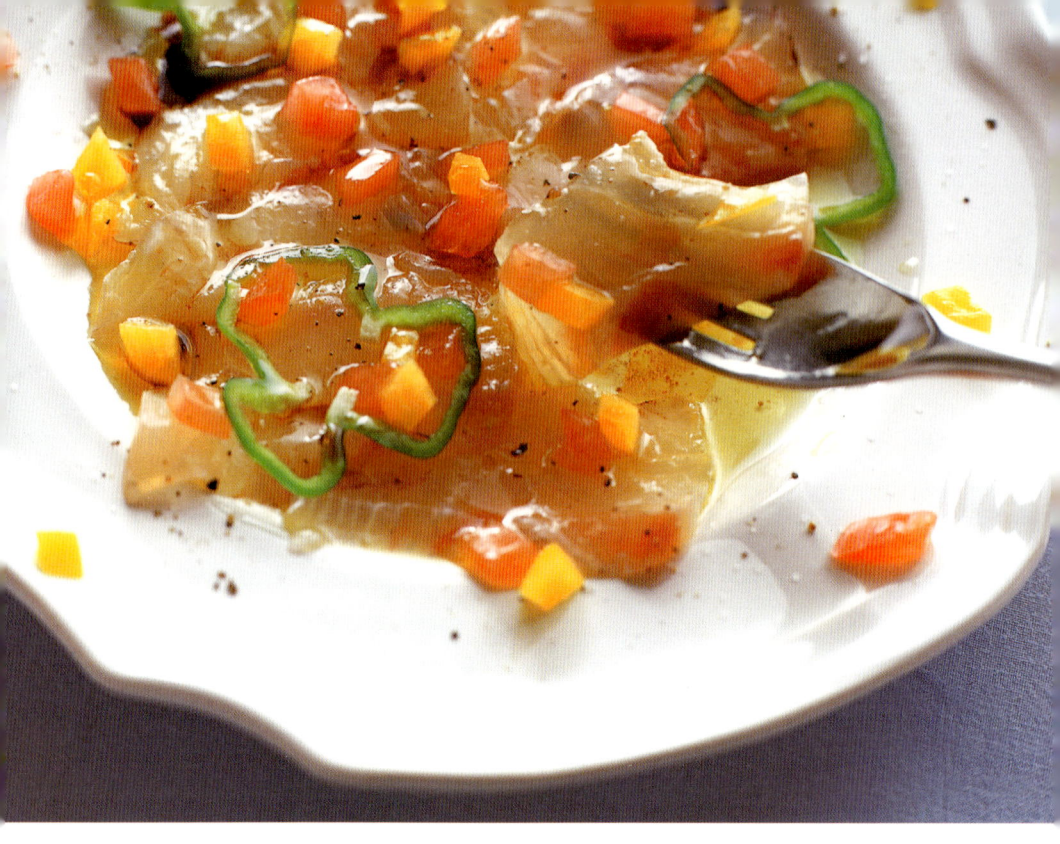

鯛の刺身を人気のイタリアンにアレンジして

鯛のカルパッチョ

【材料】(2人分)
鯛(刺身用)100g　トマト1/4個　黄ピーマン1/8個　ピーマン1/4個　オリーブ油小さじ2　塩・粗びき黒こしょう各少々　バルサミコ酢少々(好みで)

【作り方】
1 鯛は薄くそぎ切りにして器に並べ、ラップをかけて冷蔵庫で冷やしておく。
2 トマトは皮をむき、種を除いて5mm角に切り、黄ピーマンも種を除いて5mm角に切る。ピーマンは薄い輪切りにする。
3 ①の器を冷蔵庫から出し、②の野菜を彩りよく散らす。全体にまんべんなく塩、黒こしょうをふり、最後にオリーブ油を回しかける。好みでバルサミコ酢をかけてもおいしい。

*栄養量(1人分)
エネルギー100kcal　たんぱく質9.7g
脂質5.7g　食物繊維0.3g

Point ワンポイントアドバイス

生魚はいつも刺身になりがちですが、ちょっと目先を変えて今、流行のイタリア風刺身サラダにアレンジしてみませんか。これなら魚といっしょに野菜も無理なくおいしく食べられます。鯛のほか、まぐろやかつおでも応用できます。

Point ワンポイントアドバイス

▶えび、あさりは消化が悪いので、体調がすぐれないときは、たらとじゃが芋を多めにするなどして調整してください。サフランがないときはパプリカ、ターメリック、カレー粉などで代用して煮汁に色と風味をつけてください。

スープのうまみがじゃが芋にしみて、ボリュームも充分

じゃが芋入りブイヤベース

【材料】(2人分)
生だら2切れ(70g×2)　えび2尾　あさり大4個　じゃが芋1個(150g)　トマト大1個　玉ねぎ½個　にんにく½かけ　オリーブ油小さじ2　塩・こしょう各適宜　スープ｛サフランひとつまみ(約1g)　白ワイン大さじ3　水カップ2　固形スープの素1個　ローリエ1枚｝パセリのみじん切り少々

【作り方】
1 スープ用のサフランは水大さじ3に漬けて10分ほどおき、色を出す。
2 たらは1切れを2～3等分にし、軽く塩、こしょうをふる。えびは背わたを取り、塩水で洗う。あさりは殻どうしをこすり合わせて洗う。じゃが芋は皮をむいて大きめの角切りにし、水にさらす。
3 トマトはへたを取って皮を湯むきし、横半分に切って種を全部出す。
4 玉ねぎ、にんにくはみじん切りにする。
5 厚手の鍋にオリーブ油を中火で熱し、④の玉ねぎをしんなりするまで炒め、にんにくを加えて炒める。玉ねぎがきつね色になったら③のトマトを加え、形がくずれるくらいまでよく炒める。
6 ⑤の鍋に水カップ2、①のサフランをもどした水、白ワインを入れ、②のじゃが芋、たら、ローリエを加えて煮る。煮立ったら弱火にして固形スープを砕き入れ、20分ほど煮る。
7 ⑥の鍋に②のえび、あさりを加えて2～3分煮、塩、こしょう各少々で味をととのえて火を止める。器に盛り、パセリのみじん切りを散らす。

＊栄養量(1人分)
エネルギー212kcal　たんぱく質17.6g
脂質4.9g　食物繊維2.2g

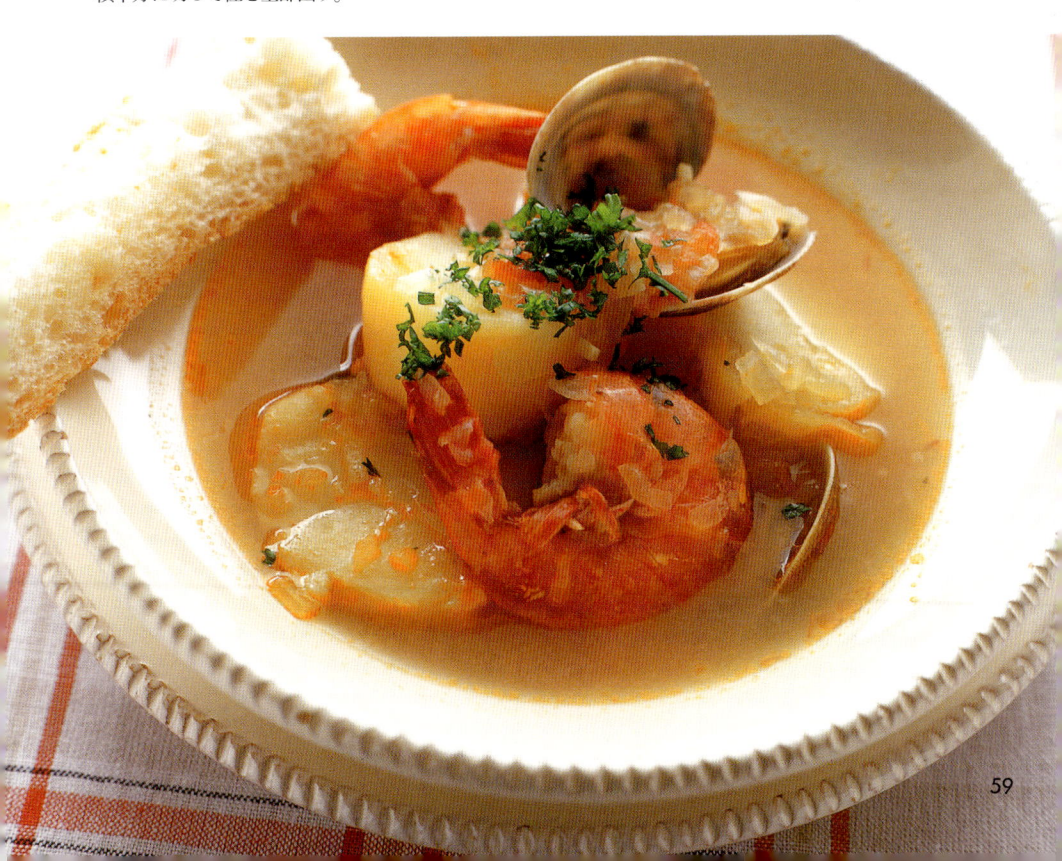

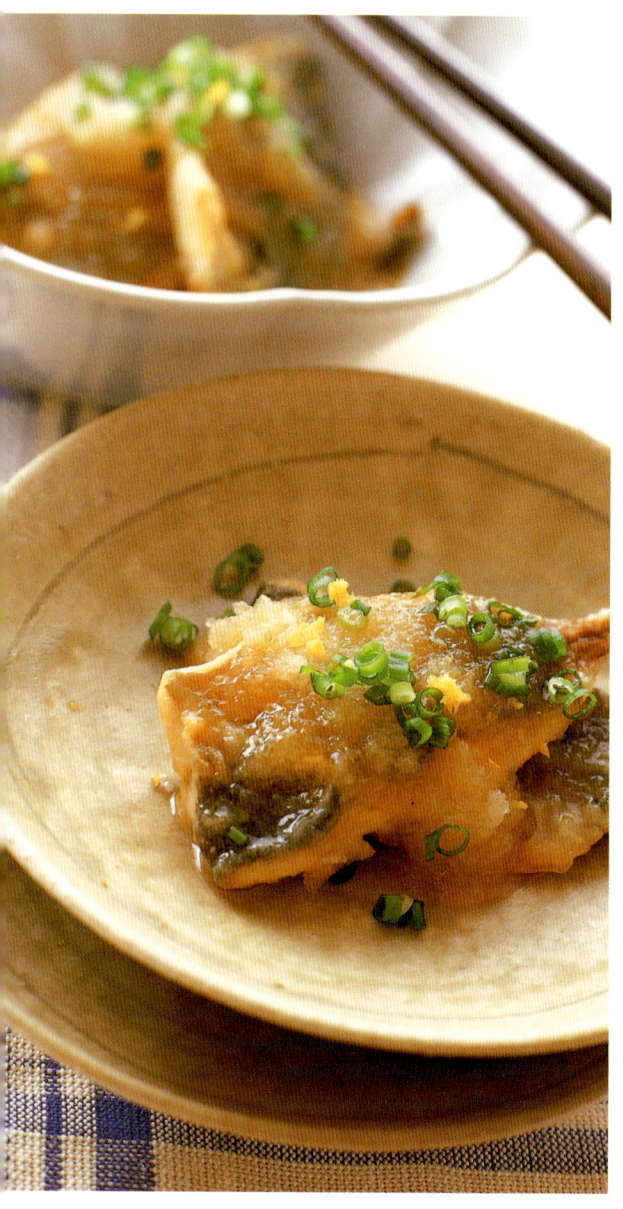

からだによい脂を含んだあじを
大根おろしでさっぱりと

あじの揚げだし

【材料】(2人分)
あじ2尾　小麦粉適宜　サラダ油小さじ2　大根120g　煮汁{出し汁カップ1　薄口しょうゆ大さじ2　みりん大さじ2}　万能ねぎ・ゆずの皮各少々

【作り方】
1 あじは三枚におろして小麦粉をまぶし、粉がなじんだら余分な粉をはたき落とす。
2 フッ素樹脂加工のフライパンにサラダ油を熱し、①のあじを皮目のほうから入れて両面をこんがりと焼く。
3 大根はすりおろし、ざるにとって軽く水けをきる。万能ねぎは小口切りにし、ゆずの皮はすりおろす。
4 鍋に煮汁用の出し汁、薄口しょうゆ、みりんを合わせて火にかけ、煮立ったら焼きたての②のあじを並べて入れる。ひと煮立ちしたら③の大根おろしを加え、再び煮立ったら火を止める。
5 器にあじを盛り、大根おろしをのせて煮汁をかける。③の万能ねぎとゆずの皮を散らして食べる。

＊栄養量(1人分)
エネルギー237kcal　たんぱく質17.4g
脂質9.9g　食物繊維0.9g

作ってみたら…▶食べてみたら

●あじを三枚におろすのが大変でした。そのまま使える魚で作れたらうれしいのですが……。かなり濃厚な味ですが、大根おろしのおかげであと味もすっきりして、とてもおいしく感じました。ただ、両親には少し塩辛かったようなので、家族の好みでしょうゆを加減するといいですね。ゆずがない季節はレモンで代用してもおいしくできます。盛りつけで、煮汁をたっぷりはるか、少なめにするかはセンスがものをいうところです。今度、この方法で揚げだし豆腐を作ってみるつもりです。[N.N.]

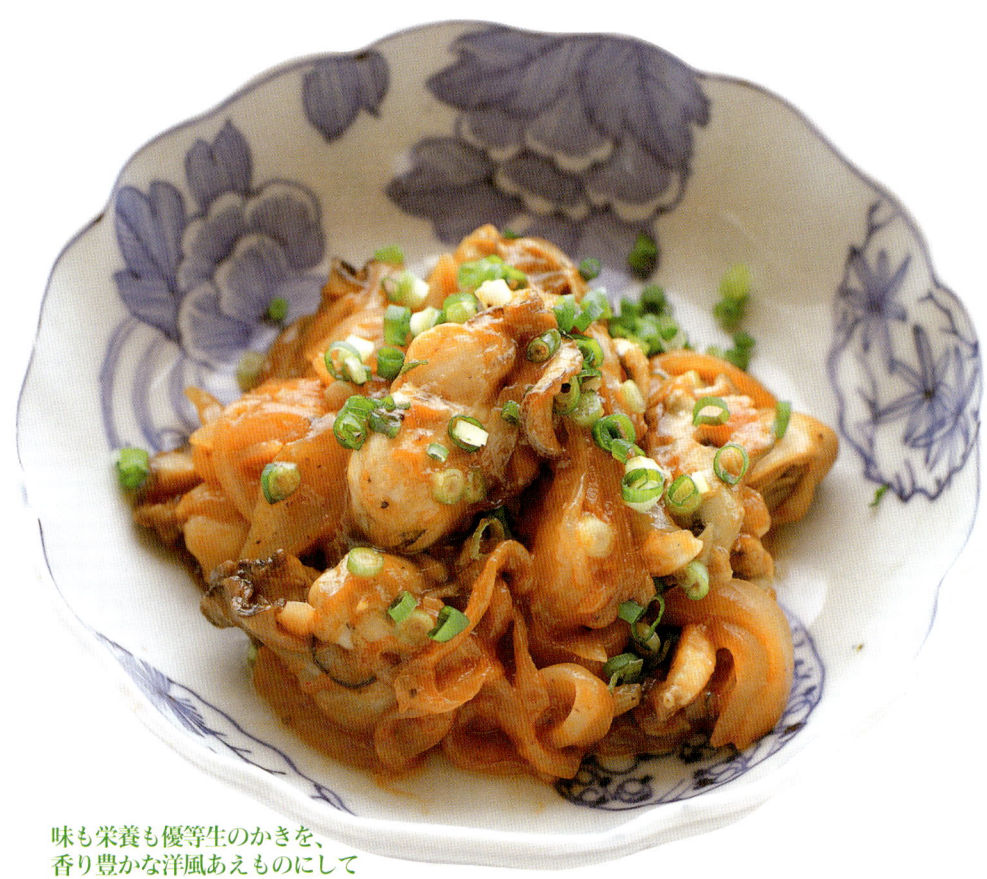

味も栄養も優等生のかきを、
香り豊かな洋風あえものにして
かきのケチャップあえ

【材料】(2人分)
かき150g　塩・こしょう各少々　玉ねぎ50g　白ワイン大さじ1　バター小さじ1　トマトケチャップ大さじ1　砂糖小さじ1/2　ウスターソース小さじ1/2　水溶き片栗粉〔片栗粉小さじ1　水小さじ1〕　万能ねぎ適宜

【作り方】
1 かきは塩水でよく洗い、ペーパータオルで水けをふいて塩、こしょうをふる。
2 玉ねぎは薄切りにする。
3 耐熱容器に①のかきを並べ、②の玉ねぎを散らして白ワインをふり、ラップをかけて電子レンジで約1分加熱する。
4 鍋にバター、トマトケチャップ、ウスターソース、砂糖を入れ、③を蒸し汁ごと加えて、かきに火が通るまで煮る。
5 かきに火が通ったら、片栗粉を同量の水で溶いて加え、とろみをつける。
6 器に盛り、万能ねぎの小口切りを散らす。

＊栄養量(1人分)
エネルギー109kcal　たんぱく質7.7g
脂質3.0g　食物繊維0.4g

Point　ワンポイントアドバイス

　かきは亜鉛、鉄、マンガン、セレンなどのミネラルが豊富。消化もいいので、努めて食べるようにしましょう。
　かきを加熱調理して食する際には、"加熱用"を使用するとうま味が多く、おいしく召しあがれます。

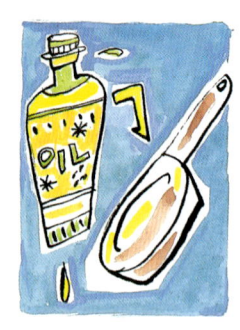

炎症性腸疾患の食事療法は低脂肪食が基本ですが、どのような種類の脂肪がよく、どんな工夫により減らせばよいか、考えてみましょう。そのためには、まず脂肪を構成する脂肪酸についてよく知ることが大切です。

油をよく知って上手なとり方を

1. 脂肪の種類

脂肪酸には多くの種類があり、その構造により働きや機能が大きく違ってきます。脂肪酸は一般に二重結合の数と位置によって次のように分類されます。

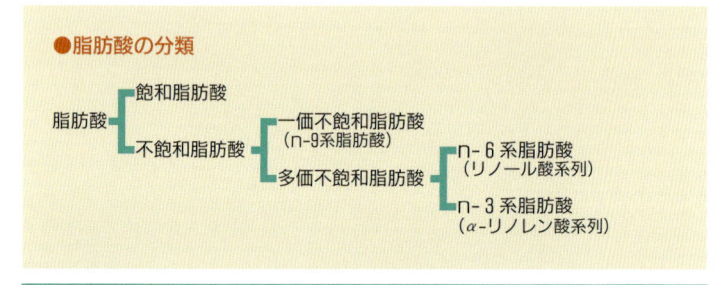

●脂肪酸の分類

```
                  ┌ 飽和脂肪酸
         脂肪酸 ─┤              ┌ 一価不飽和脂肪酸
                  └ 不飽和脂肪酸 ┤  （n-9系脂肪酸）
                                 │                   ┌ n-6系脂肪酸
                                 └ 多価不飽和脂肪酸 ┤  （リノール酸系列）
                                                     └ n-3系脂肪酸
                                                       （α-リノレン酸系列）
```

●飽和脂肪酸	ラード、牛脂、バター、パーム油など
●一価不飽和脂肪酸（オレイン酸系列）	オリーブ油、紅花油、キャノーラ油、ひまわり油、椿油など
●n-6系脂肪酸（リノール酸系列）	コーン油、紅花油、大豆油、綿実油、ブドウ種子油、ひまわり油など
●n-3系脂肪酸（α-リノレン酸系列）	えごま油、しそ油、EPA、DHA

二重結合が1個あるものを一価不飽和脂肪酸、2個以上あるものを多価不飽和脂肪酸といいます。飽和脂肪酸と一価不飽和脂肪酸は糖質やたんぱく質から人間の体内で作られ、貯蔵エネルギーとなります。一方、多価不飽和脂肪酸は体内で合成することができないため、食物として体外から摂らなければならず、そうした脂肪酸は必須脂肪酸と呼ばれています。

2. 脂肪酸の働き

必須脂肪酸にはn-6系脂肪酸とn-3系脂肪酸の2つの系列があり、n-6系はリノール酸を出発物質としてγ-リノレン酸、アラキドン酸へ代謝されます。一方、n-3系はα-リノレン酸からEPA、DHAと代謝されます。n-6系脂肪酸は身体の成長や皮膚の維持に必須であり、n-3系脂肪酸は脳神経系に必須であることがわかっています。

n-6系脂肪酸から作られる生理活性物質（エイコサノイド）はプ

ロスタグランジン、ロイコトリエン、トロンボキサンなどで、これらは血栓性疾患、高脂血症、癌、アトピー性皮膚炎、喘息、炎症性腸疾患などの発症や悪化との関係が報告されています。n-3系脂肪酸はn-6系脂肪酸から作られるエイコサノイドの強力な生理活性作用を調整する重要な働きを有するといわれています。

このn-6系とn-3系は相互変換することができないので、両方摂る必要があります。また同じ酵素によって代謝されますので、n-3系の効果をあげるためには、n-6系の脂肪酸の摂取を抑える必要があります。

3. 脂肪酸バランス

現在の食生活では、n-6系とn-3系脂肪酸のバランスが大きく崩れています。ほとんどの食品にn-6系が含まれているのに対し、n-3系は魚や野菜にしか含まれていないこと、また調理にもn-6系の油が使われていることが多いのでn-6系脂肪酸の摂取量が激増しているのです。

この2つの脂肪酸バランスはn-6：n-3が4：1が理想といわれていますが、毎日の食事で計算しながら食べることは不可能です。しかし食品や使用する脂肪の種類を賢く選択すれば、かなりバランスをよくすることができます。そのためには、①リノール酸系脂肪酸の摂取をできるだけ控える、②肉類よりも魚中心の食生活に切り替える、③日本の伝統の和食を中心とした食事とする、ということを意識してみることから始めてみましょう。

オレイン酸系脂肪酸は炎症性メディエーターを作らないといわれ、いろいろな油の中で比較的安全な油とされています。

4. 油を控える調理の工夫

揚げる、炒めるという調理法を控えて、茹でる、煮る、蒸す、焼くという調理法にしたり、フッ素樹脂加工のフライパン、電子レンジやオーブンなどの調理道具を上手に利用すると、油の使用量をグッと減らすことができます。

また、たとえば焼いたり、炒めたりする場合でも、右のようなちょっとした調理の工夫によって、油の使用量をかなり抑えることができます。

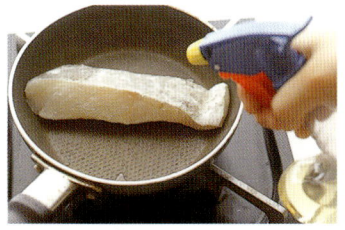

100円ショップなどで霧吹きを購入し、油専用に使うと、焼き物なども最小限の油ですむ。

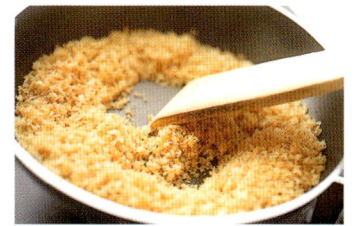

少量の油でパン粉をこんがりと炒り、具にまぶしてオーブン焼きするとフライ風の食感に。

B.
卵と豆腐でおいしく

卵は鮮度と量に注意。豆腐は脇役から主役に起用して

　卵は気軽に入手できて価格も安定しており、一人暮らしの方にも強い味方の食材です。また、栄養バランスもよいので、ついつい何個も使いがちですが、脂肪の含有量が多いので、1日に1個ぐらいを目安にして使いましょう。

　鶏卵は鮮度が落ちるとサルモネラ菌が増える恐れがあり、平成11年から食品衛生法で「賞味期限表示」が義務づけられています。この表示は10度以下で冷蔵保存した賞味期限以内のものなら、生で食べることを保証するものです。賞味期限が過ぎたものでも、ゆでたり、焼いたりして加熱調理すれば食べられますが、できるだけ新鮮なものを購入し、早めに使い切りましょう。

　豆腐は日本に昔から伝わる伝統的な食べ物。植物性たんぱく質に富み、消化吸収もよいので、炎症性腸疾患の患者さんにも安心しておすすめできる食品のひとつです。しかし豆腐にも脂肪は含まれており、食べ過ぎは禁物です。

　豆腐料理は脇役になってしまいがちですが、淡白な味はどんな素材と組み合わせても相性がよく、調味料も選ばないので、工夫しだいで豪華なメイン料理にもなります。冷や奴ばかりではなく、炒め物や蒸し物、鍋物など和、洋、中華にとバラエティ豊かに使って、料理の幅を広げましょう。

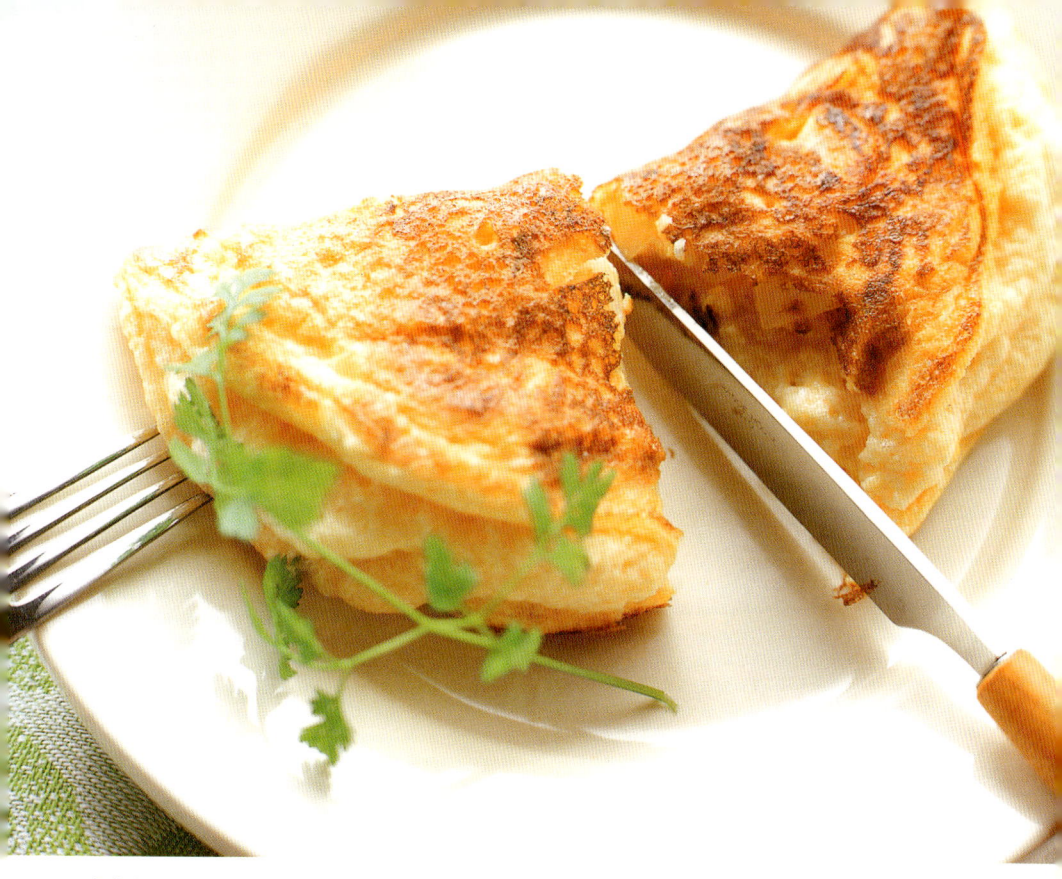

卵白をメレンゲにして混ぜ、ふっくらした仕上がりに
スフレオムレツ

【材料】(2人分)
卵2個 トマト30g じゃが芋50g 玉ねぎ30g 牛乳大さじ1 塩・こしょう各少々 サラダ油小さじ2 イタリアンパセリ、セルフィーユなど適宜

【作り方】
1 トマトは熱湯にサッと通して皮をむき、種を取って1cm角に切る。
2 じゃが芋はきれいに洗って皮ごとラップに包み、電子レンジで約2分加熱して熱いうちに皮をむき、1cm角に切る。玉ねぎも1cm角に切り、ラップに包んで電子レンジで約40秒加熱する。
3 卵は卵黄と卵白に分け、卵黄は溶きほぐして①のトマトと②のじゃが芋、玉ねぎ、牛乳、塩、こしょうを加えて混ぜる。
4 卵白は泡立て器で泡立てて固いメレンゲを作り、③に加えてふんわりとした種を作る。
5 フッ素樹脂加工のフライパンにサラダ油小さじ1を熱し、④の種の½量を流し入れて形を丸く整える。
6 卵の周りに火が通ったら半分に折って両面をこんがり焼き、香草を添える。残りの種も⑤、⑥と同様にして焼く。

＊栄養量（1人分）
エネルギー150kcal たんぱく質7.2g
脂質9.9g 食物繊維0.6g

Point ワンポイントアドバイス

いつものオムレツと材料は同じですが、卵白を泡立てるだけで目先を変えることができます。オムレツがふんわり仕上がるように、卵白はしっかり泡立てるのがコツ。フライパンは直径15cmくらいの小型のものを使用すると、油を効率よく使うことができ、仕上がりもきれいです。

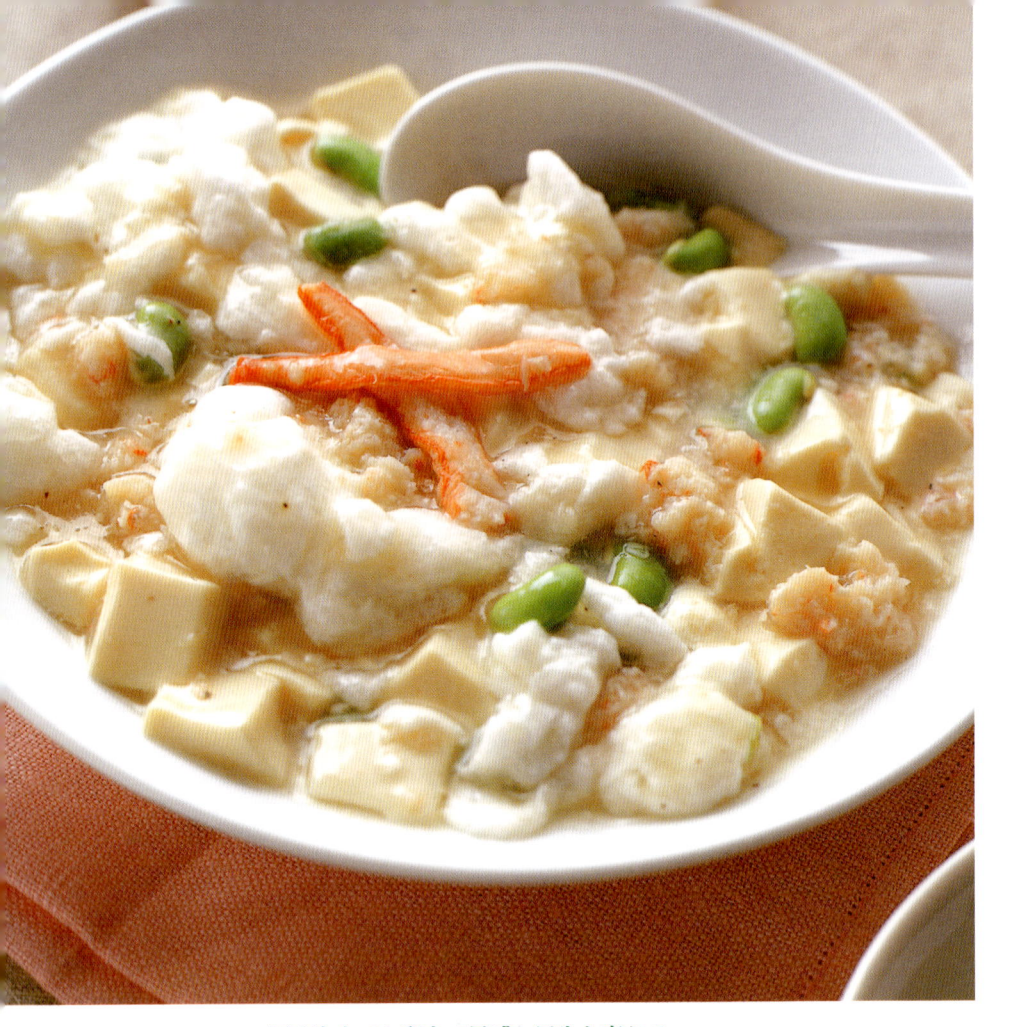

固く泡立てた卵白で量感と目先を変えて
豆腐とかにの卵白とじ

【材料】(2人分)
絹ごし豆腐150g（約½丁）　かに缶（水煮）50g　枝豆20g　卵白40g　スープ｛鶏がらスープカップ1弱　薄口しょうゆ小さじ1　塩・こしょう各少々｝　片栗粉小さじ1½

【作り方】
1 豆腐は1.5cm角に切り、かに缶は軟骨を取ってほぐす。枝豆は塩ゆでしてさやから豆を取り出し、薄皮をむいておく。
2 卵白は泡立てて固いメレンゲを作る。
3 鍋にスープの材料を入れて①の豆腐とかに缶を入れ、豆腐に味がなじむように弱火で煮る。
4 ③に倍量の水で溶いた片栗粉を入れてとろみをつけ、②のメレンゲをもう一度よく泡立ててから加え、泡を消さないようにふんわりと混ぜ、1分ほど煮る。
5 最後に枝豆を加え、火を止める。

*栄養量（1人分）
エネルギー90kcal　たんぱく質10.8g
脂質3.1g　食物繊維0.5g

Point ワンポイントアドバイス
枝豆の代わりに、そら豆、グリンピースなどでも応用できます。

油は材料を炒め合わせるときだけ使い、
本格中華味でもさっぱり仕上げに

豆腐とえびのチリソース風

【材料】(2人分)
芝えび90g　塩・こしょう各少々　酒・片栗粉各大さじ½　卵白¼個分　木綿豆腐150g(約½丁)　長ねぎ5cm分　しょうが1かけ　万能ねぎ少々　ごま油小さじ2　合わせ調味料{トマトケチャップ大さじ2½　砂糖小さじ2　しょうゆ・片栗粉・酢各小さじ1　塩小さじ⅙　水大さじ3}

【作り方】
1 芝えびは背わたを取り、塩をふって軽くもんでから水洗いし、水けをふき取る。塩、こしょう、酒をふって下味をつけ、さらに片栗粉、卵白をからめる。
2 熱湯で①のえびをサッとゆでてざるにとり、水けをきる。
3 豆腐は2cm角に切って熱湯に通し、水けをきる。長ねぎとしょうがはみじん切りに、万能ねぎは小口切りにする。
4 合わせ調味料は混ぜ合わせておく。
5 フッ素樹脂加工のフライパンにごま油を熱して③のしょうが、長ねぎを炒め、香りが出たら②のえびと③の豆腐を加えて炒め合わせる。④の合わせ調味料をからめ、器に盛って③の万能ねぎをふる。

＊栄養量(1人分)
エネルギー187kcal　たんぱく質12.4g
脂質8.2g　食物繊維0.7g

Point　ワンポイントアドバイス

中華料理は一般的に材料の下処理として油通しをしますが、ここでは湯通しをすることによって、油の使用量を抑えています。

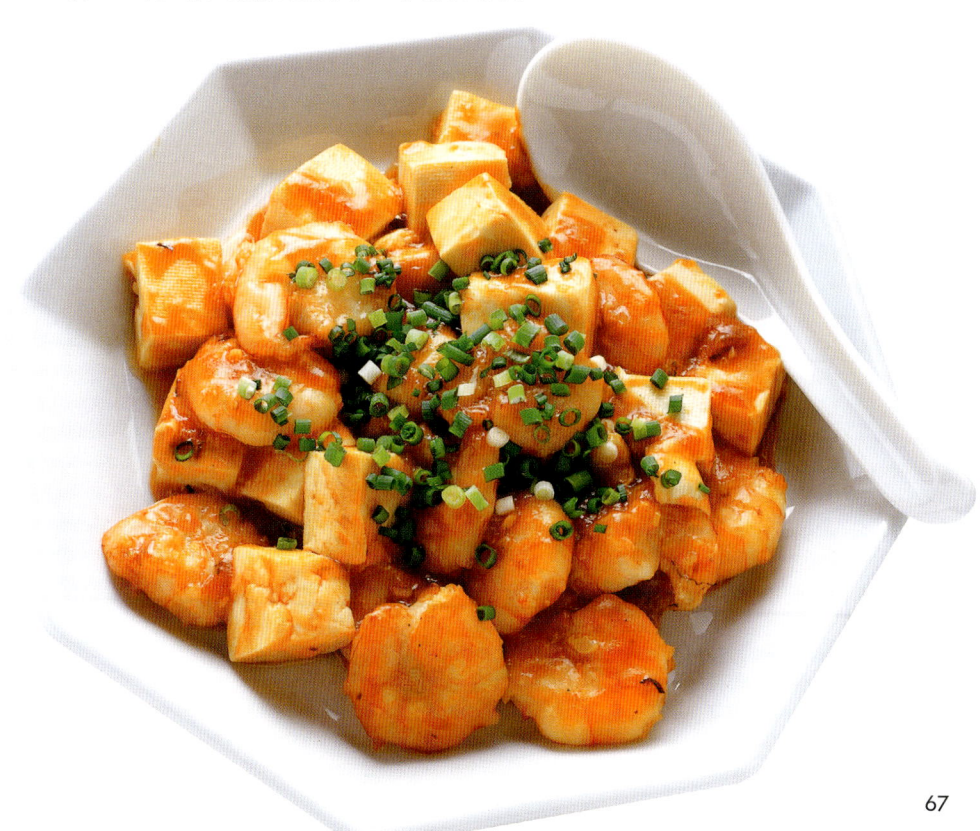

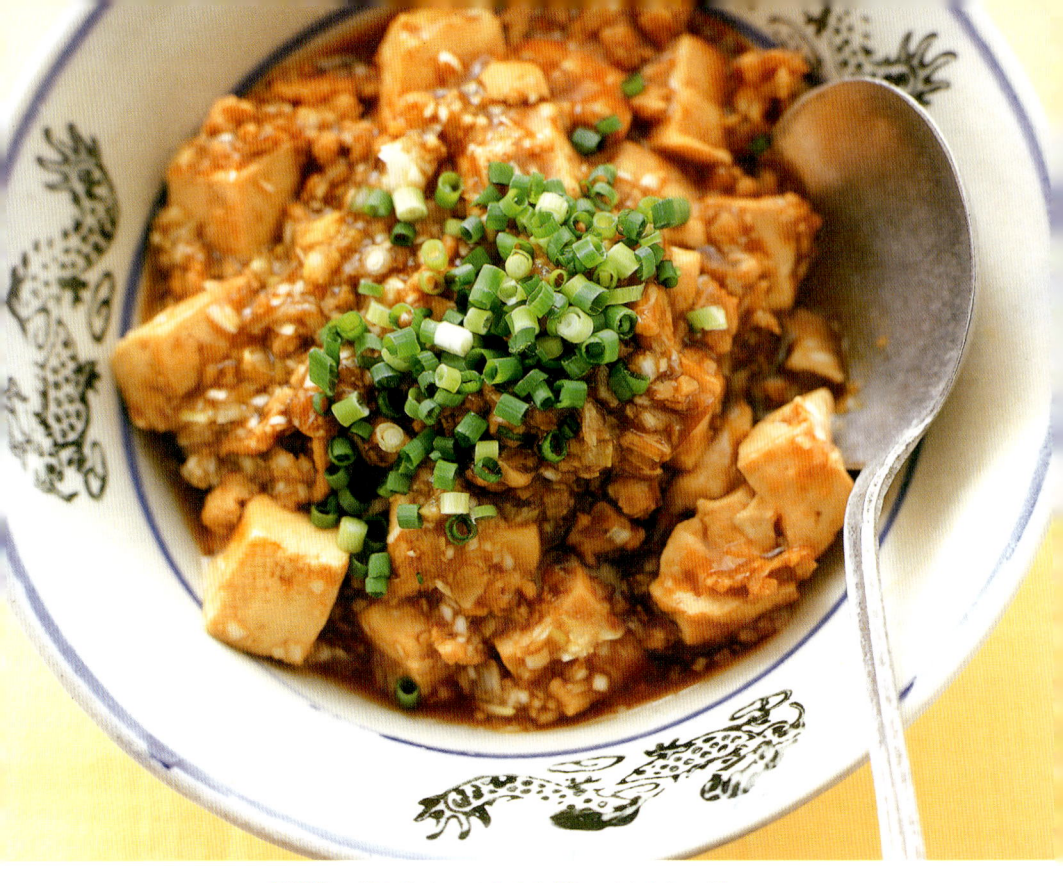

低脂肪の鶏ささみのひき肉を使ってやさしい味に

麻婆豆腐

【材料】(2人分)
鶏ささみひき肉50g　木綿豆腐200g（約²⁄₃丁）　長ねぎ40g　にんにく½かけ　鶏がらスープカップ¾　甜麺醤(テンメンジャン)大さじ²⁄₃　合わせ調味料｛しょうゆ小さじ2　酒大さじ1　塩・こしょう各少々｝　片栗粉小さじ1　ごま油小さじ1　万能ねぎ適宜

【作り方】
1 豆腐は2cm角に切り、熱湯で弾力が出るまでゆでてざるに上げ、水けをきる。
2 長ねぎとにんにくはみじん切りに、万能ねぎは小口切りにする。
3 フッ素樹脂加工のフライパンにひき肉を入れ、パラパラになるまで空炒りし、②のにんにくと甜麺醤を加えて焦がさないように炒める。
4 全体に味が回ったら鶏がらスープを加え、煮立ったら①の豆腐と合わせ調味料を加えて味をととのえ、豆腐に味がなじむように弱火で煮込む。
5 ④に長ねぎのみじん切りを加え、倍量の水で溶いた片栗粉を全体に回し入れて手早く混ぜ、最後にごま油をたらして火をとめる。
6 器に盛り、②の万能ねぎを散らす。

＊栄養量(1人分)
エネルギー161kcal　たんぱく質14.6g
脂質7.3g　食物繊維1.1g

Point ワンポイントアドバイス

　甜麺醤がないときは赤出しみそで代用してください。よりソフトに仕上げたいときは、絹ごし豆腐を使います。いずれの場合も豆腐は、熱湯でゆでるか重石をして水きりしてから用いないと仕上がりが水っぽくなります。

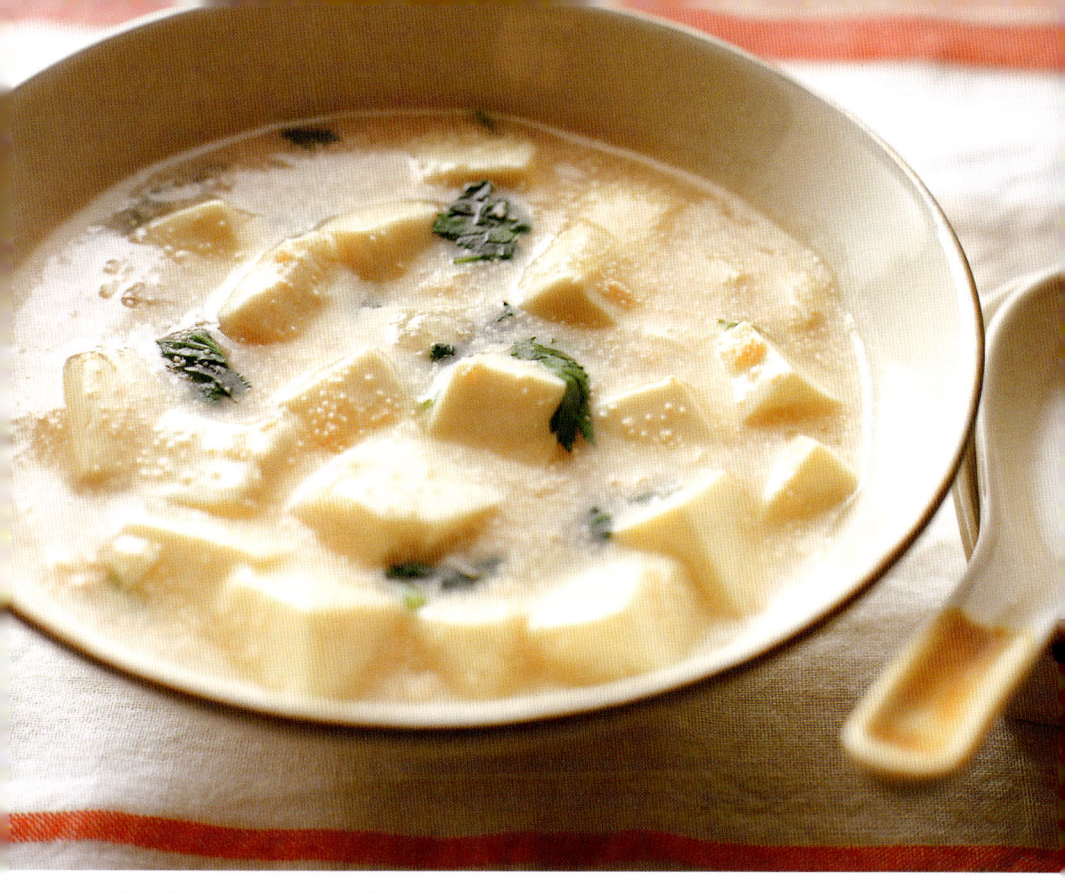

たらこはとろみをつけて豆腐にからめます
たらこ豆腐

【材料】(2人分)
たらこ1腹　木綿豆腐150g(約½丁)
にんにく½かけ　鶏がらスープカップ1
三つ葉少々　酒小さじ1　塩適宜　片栗粉小さじ1

【作り方】
1 たらこは薄皮に切れ目を入れて開き、包丁の背で中身をこそげ取る。
2 豆腐は食べやすい大きさに切る。にんにくはみじん切りに、三つ葉はざく切りにする。
3 鍋にスープを入れて②のにんにく、①のたらこ、酒を加え、煮立たせる。
4 ③に②の豆腐を加え、弱火で静かに煮る。豆腐の芯まで温まったら、味をみて薄いようなら塩で味を補い、倍量の水で溶いた片栗粉でとろみをつける。
5 最後に、②の三つ葉を散らす。

＊栄養量(1人分)
エネルギー82kcal　たんぱく質8.5g
脂質3.8g　食物繊維0.2g

作ってみたら…▶食べてみたら
● 短時間で簡単に手早くでき上がるので、時間のないときや料理に慣れない男性にもおすすめです。油を使ってないのであっさりとした味ですがうまみがあり、食欲のないときでもおいしく食べられそうです。寒い季節にピッタリの一品だと思います。[K.T.]

Point ワンポイントアドバイス
たらこはなるべく発色剤や着色料を使用していない、鮮度のよいものを選ぶようにしましょう。

C.

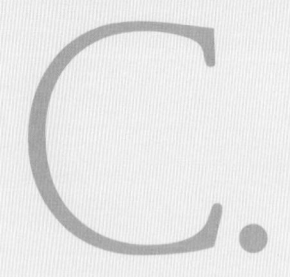

鶏肉でボリュームを

肉は鶏肉が安心。皮や脂肪を除き、ヘルシーにして使用

　肉料理については、鶏肉のメニューを中心にしました。炎症性腸疾患の中でもクローン病については、発病前に牛肉の摂取量が多かった人がこの病気になりやすかったという疫学的調査があること、また約4割の患者さんが豚肉のアミラーゼに対する抗体を持っていることなどから牛肉や豚肉の摂取は避けることが安全だといわれています。
　潰瘍性大腸炎の患者さんにおいては、その限りではありません。牛肉や豚肉のできるだけ脂肪の少ない部位を選んで食べるようにしてください。
　低脂肪という点からいっても鶏肉は皮や皮についた黄色い脂肪の部分を比較的簡単に取り除くことができるので、とてもヘルシー。淡白でクセがないので、いろいろな料理にチャレンジして楽しんでください。

油で揚げずにオーブンで焼いて
大幅にオイルカット
鶏のから揚げ風

【材料】(2人分)
鶏もも肉(皮なし)150g　下味{しょうゆ大さじ1　酒・しょうが汁各小さじ1　ガーリックパウダー少々}　片栗粉大さじ2　小麦粉大さじ1　サラダ油小さじ2　レモン・イタリアンパセリ各適宜

【作り方】
1 鶏肉は一口大に切ってボウルに入れ、下味の材料を加えてもみ込むように混ぜ、30分ほどおいて味をなじませる。
2 ①をざるにあけて汁けをきり、キッチンペーパーで軽く水けをふき取る。
3 片栗粉と小麦粉をビニール袋に入れて混ぜ、②の鶏肉を入れて合わせた粉をまんべんなくつける。
4 オーブンの天板にクッキングシートを敷き、③の鶏肉の余分な粉を1個ずつはたき落として並べる。
5 サラダ油を霧吹きに入れ(P.63参照)、④の鶏肉にまんべんなくスプレーしてから200度のオーブンで約10分焼く。
6 器に盛り、レモンのくし形切りとイタリアンパセリを添える。

＊栄養量(1人分)
エネルギー204kcal　たんぱく質14.6g
脂質9.7g　食物繊維0.2g

作ってみたら…▶食べてみたら
●鶏肉に粉を薄くむらなくつけることが難しく、ビニール袋に入れる粉は少し多めのほうが扱いよいと思いました。霧吹きに入れたサラダ油がなかったので、スプーンで油を鶏肉にたらしてみましたが、焼きムラができてうまくいきませんでした。味はいつものから揚げと違わずにおいしかったです。あっさり味が好みの方なら、下味にしょうが汁やガーリックパウダーなしでも充分においしいと思います。[K.T.]

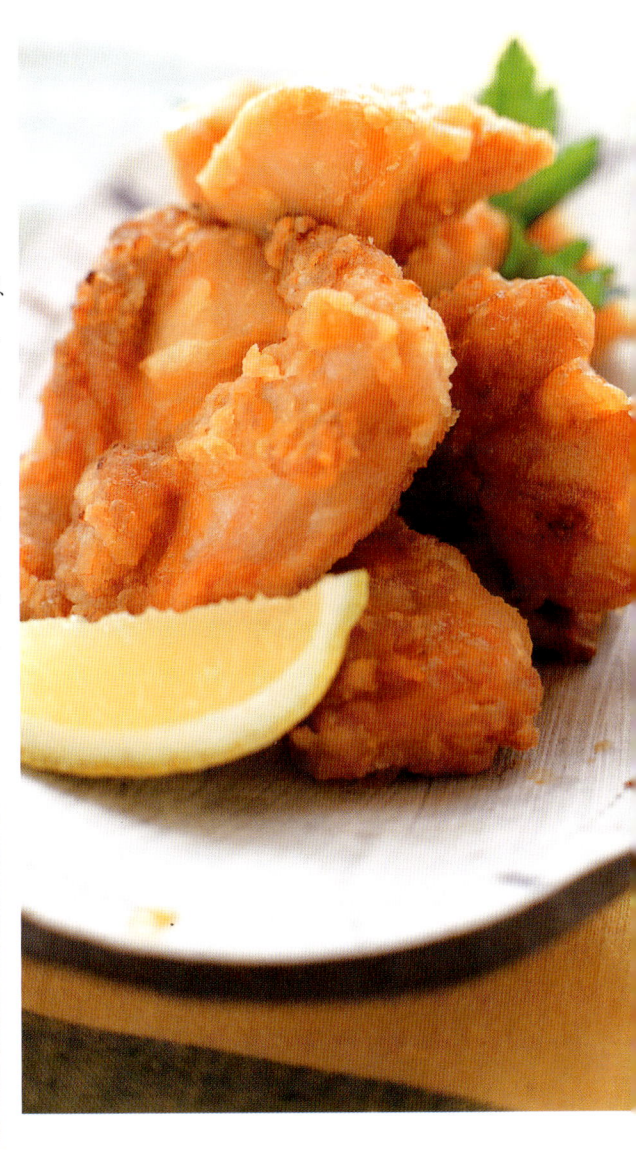

Point ワンポイントアドバイス
オーブンがないときはオーブントースターを使ってもOK。その場合は、途中で表面が焦げないようにアルミ箔でおおって、焼き色を調節しながら中までよく焼きます。

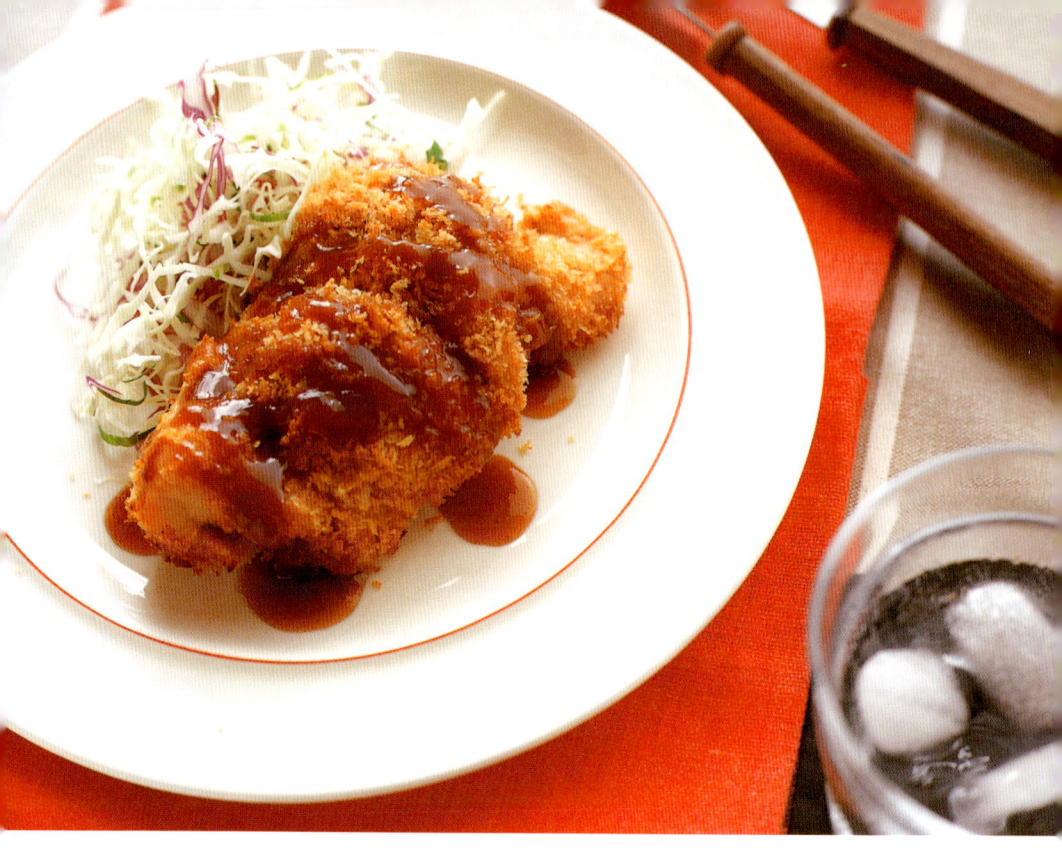

香ばしく炒めたパン粉をまぶしてオーブン焼きに

チキンカツ

【材料】(2人分)
鶏胸肉(皮なし)2枚(70g×2)　塩・こしょう各少々　小麦粉・卵各適量　パン粉30g　サラダ油小さじ2　つけ合わせ{キャベツ60g　レッドキャベツ10g　しその葉少々}　とんかつソース適宜

【作り方】
1 フライパンにサラダ油を熱してパン粉を入れ、きつね色になるまで炒る(P.63参照)。
2 鶏肉は筋切りして厚みを均等にし、軽く塩・こしょうをふって小麦粉をつけ、余分な粉をはたき落とす。
3 卵を溶いて②を通し、①のパン粉を全体につける。
4 天板にクッキングシートを敷き、その上に③の鶏肉をのせる。200度のオーブンで約10分焼いて切り分け、器に盛る。
5 それぞれのつけ合わせ野菜をせん切りにして混ぜて添え、ソースをかける。

＊栄養量(1人分)
エネルギー251kcal　たんぱく質20.2g
脂質7.8g　食物繊維1.1g

Point ワンポイントアドバイス

あらかじめフライパンで炒ったパン粉を衣にすると、余分な油を吸収しないので安心です。この方法は魚やコロッケなどの揚げ物にも応用できます。時間のあるときにまとめてパン粉を炒って冷凍しておくと便利。また、チキンカツを多めに作って卵でとじてもおいしいでしょう。

鶏ささみで作った低脂肪餃子は
オイスターソースで風味をアップ

ささみ餃子

【材料】(2人分)
餃子の皮12枚　具｛鶏ささみひき肉70g　白菜またはキャベツ150g　長ねぎ⅓本　にら¼わ　しょうが½かけ｝　オイスターソース小さじ1½　しょうゆ・酒各小さじ1　塩少々　ごま油小さじ1　サラダ油小さじ1　小麦粉小さじ½　たれ｛しょうゆ・酢各少々｝　香菜(シャンツァイ)適宜

【作り方】
1 白菜は粗みじん切りにして塩小さじ1を加えて塩もみにし、水けを固く絞る。長ねぎ、にらも粗みじん切りに、しょうがは細かいみじん切りにする。
2 ボウルにひき肉としょうゆ、酒、オイスターソースを入れて、粘りが出るまで手で練り混ぜる。
3 ②に①のみじん切りにした野菜を混ぜ、塩とごま油を加えて全体がなじむまでよく練り合わせる。
4 餃子の皮の真ん中に、大さじ1ほど③の具をのせ、半分に折ってひだを作りながら具を包む。皮が張りつきにくいときは、皮の縁を水で濡らして張り合わせる。
5 フッ素樹脂加工のフライパンを熱し、④の餃子を並べる。
6 熱湯を餃子の半分くらいの高さまで注ぎ、小麦粉を表面全体にふってふたをし、強火で3〜4分蒸し焼きにする。
7 薄皮が色づいてきたら火を少し弱め、サラダ油をフライパンに流し入れ、底に焦げ色がつくまで2〜3分焼く。
8 器に盛って香菜を飾り、好みでしょうゆ、酢などをつけて食べる。

＊栄養量(1人分)
エネルギー219kcal　たんぱく質13.5g
脂質5.0g　食物繊維1.7g

Point ワンポイントアドバイス

餃子は脂肪分の多いひき肉を使うことが多いのですが、ささみのひき肉を使うと、さっぱりした食感にでき上がります。油の摂取に制限がある方は、焼き餃子ではなく水餃子にしたり、鍋物やスープに入れたりするとよいでしょう。

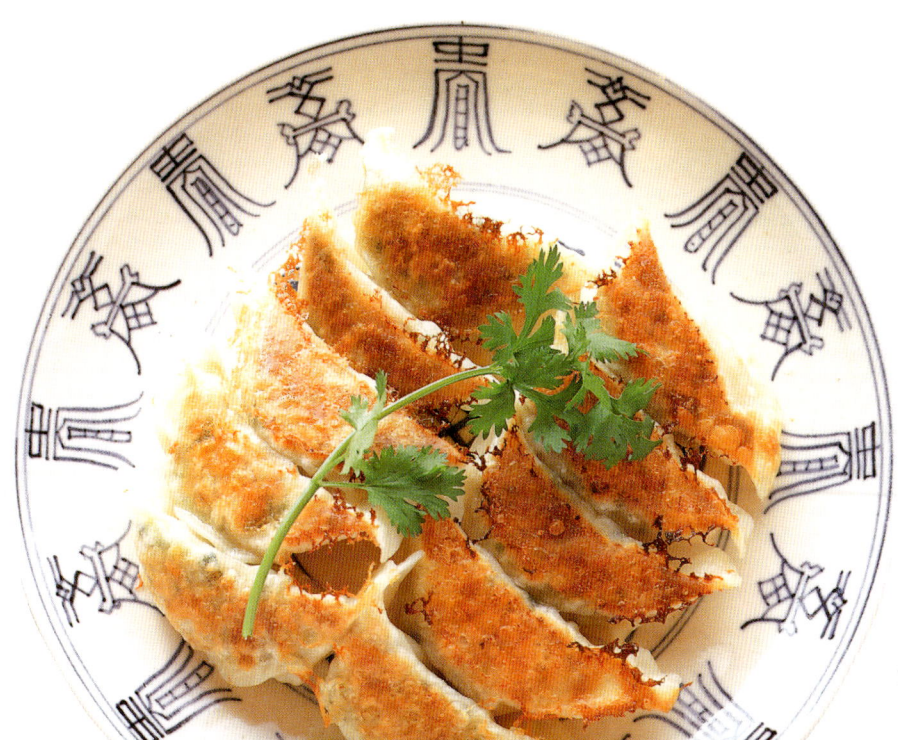

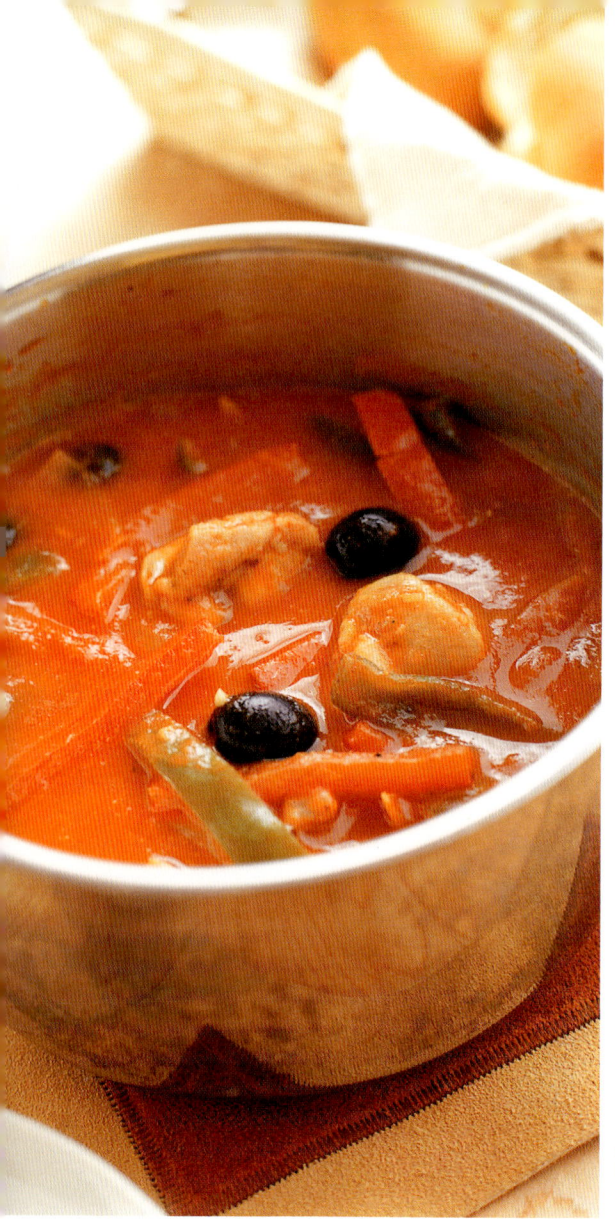

トマトの味わいでコクのある材料が意外にさっぱりいただけます。

鶏肉のトマト煮

【材料】(2人分)
鶏胸肉(皮なし)150g　塩・こしょう各少々　小麦粉適量　玉ねぎ100g　ピーマン・赤ピーマン各1個　にんにく1/2かけ　白ワイン(なければ日本酒)カップ1/4　トマトの水煮缶1/2缶(約200g)　塩小さじ1/2　こしょう少々　オリーブ油小さじ2　ブラックオリーブ適宜

【作り方】

1 鶏肉は大きめに切って軽く塩、こしょうをふる。玉ねぎは薄切りに、ピーマンはそれぞれ縦細切りにする。にんにくはみじん切りにする。
2 トマトの水煮缶は裏ごしして種を除く。
3 ビニール袋に小麦粉を入れて①の鶏肉を入れ、袋ごとふって全体に粉をつける。
4 フッ素樹脂加工のフライパンにオリーブ油を熱し、③の鶏肉の余分な粉をはたき落として並べる。
5 鶏肉の表面にこんがりと焼き色がついたら返し、裏側も同様に焼いて取り出す。
6 ⑤のフライパンに①のにんにくと玉ねぎを入れてしんなりするまで炒め、ピーマンを加えて炒め合わせる。
7 ⑥を鍋に入れ、白ワインを注いで一煮立ちさせ、⑤の鶏肉と②のトマトの裏ごし、あればブラックオリーブを加え、全体を合わせて塩、こしょうする。
8 再び煮立ったらあくを除いて火を弱め、ふたをしてときどき混ぜながら20〜25分煮込む。

＊栄養量(1人分)
エネルギー量219kcal　たんぱく質19.4g
脂質8.1g　食物繊維3.8g

作ってみたら…▶食べてみたら

●あく取りやトマトの裏ごしなど手間は少しかかりましたが、見た目にも豪華な一品に仕上がりました。浮き上がってくる脂分をもっと丁寧に取っておけば、よりヘルシーになったと思います。肉好きな人には満足感が得られる一品ではないでしょうか。[K.T.]

Point ワンポイントアドバイス

鶏肉といっしょに煮込む野菜は、ピーマンに限らず、じゃが芋、にんじん、ブロッコリーなど、季節のものを取り入れてください。

鶏肉の皮を除き、スキムミルクを使って
脂肪分を極力抑えたクリーム煮

鶏肉のクリーム煮

【材料】(2人分)
鶏もも肉(皮なし)120g　じゃが芋100g　玉ねぎ80g　にんじん40g　ブロッコリー40g　スープ｛スキムミルク40g　水カップ1　チキンスープカップ1½(水カップ1½とチキンスープの素1個で代用してもよい)　小麦粉大さじ3　ローリエ1枚｝　塩・こしょう各適量　バター5g

【作り方】
1 鶏肉は一口大に切り、軽く塩、こしょうをふっておく。
2 玉ねぎはくし形切りにし長さを半分に切る。にんじんは皮をむいて1cm厚さの半月切りに、じゃが芋は皮をむいて一口大に切り、水にさらして水けをきる。
3 ブロッコリーは小房に分けて固めにゆでておく。
4 スキムミルクを水で溶いて小麦粉を少しずつ加え、泡立て器でよくかき混ぜる。
5 鍋に①の鶏肉と②の野菜、チキンスープ、ローリエを入れて強火にかけ、煮立ったら弱火にしてアクを除く。
6 ⑤に④をこしながら加え、ときどき混ぜながら30分ほど弱火でじっくりと煮込み、塩、こしょうで味をととのえる。
7 火を止める直前に、③のブロッコリーとバターを加え、サッと煮て火を止める。

＊栄養量(1人分)
エネルギー量299kcal　たんぱく質21.6g
脂質7.0g　食物繊維3.1g

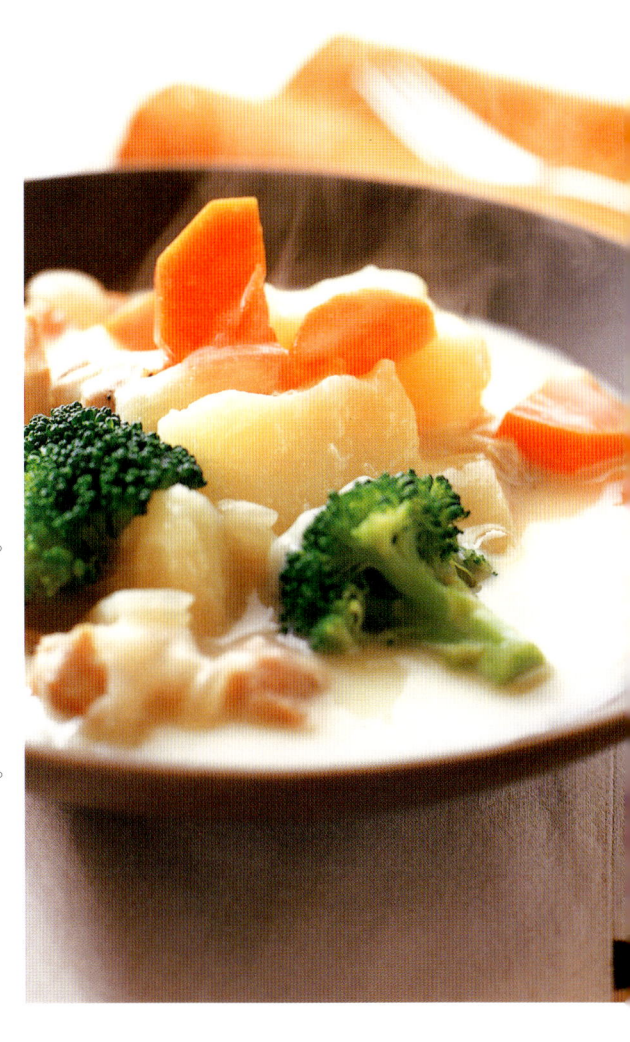

Point ワンポイントアドバイス

　ホワイトソースを使ったシチューは、脂肪分が多くなりがちです。この方法で作れば失敗もなく、低脂肪のヘルシーシチューができ上がります。スキムミルクを入れてからは焦げつきやすいので、火加減に注意してください。鶏肉の代わりにさけの切り身やかきなどを使っても美味。また、ブロッコリーの代わりにカリフラワーやほうれんそうなどを使ってもいいでしょう。いろいろと組み合わせて自分好みのクリーム煮を作ってください。

D.

うれしいデザートタイム

脂肪分を極力抑え、むしろ栄養補給できるお菓子を

　デザートの中でもケーキやアイスクリームなどの洋菓子は、若い人にはとくに人気です。でも、これらはバターや生クリーム、チーズなどの乳製品、グラニュー糖や白砂糖などの精製された砂糖をたくさん使っているので、控えたい食べ物に分類されます。とはいえ、ときにはおいしそうなデザートや甘い物が欲しくなりますよね。

　そこでこの項では、炎症性腸疾患の患者さんが安心して食べられる洋菓子をご紹介します。バターや生クリームを極力控えたシンプルな焼き菓子、体調がすぐれないときにもおすすめのゼリーや、新鮮な果物をたっぷり使ったシャーベットなど、どれもぜひ手作りしてほしいものばかりです。チーズケーキといっても、クリームチーズの代わりにカッテージチーズを使い、生クリームの代わりに卵白のメレンゲを使うという風に秘かな工夫をしています。

　手作りのお菓子の贈り物やおもてなしで、家族や友人を喜ばせてあげることができたらどんなにいいことでしょう。体調のいいとき、時間に余裕があるとき、相手の喜ぶ顔を思い浮かべながらお菓子を作ってみませんか。そして焼きたての甘い香りのささやかな幸せを感じながら、ゆっくりとティータイムを楽しんでみてはいかがでしょう。

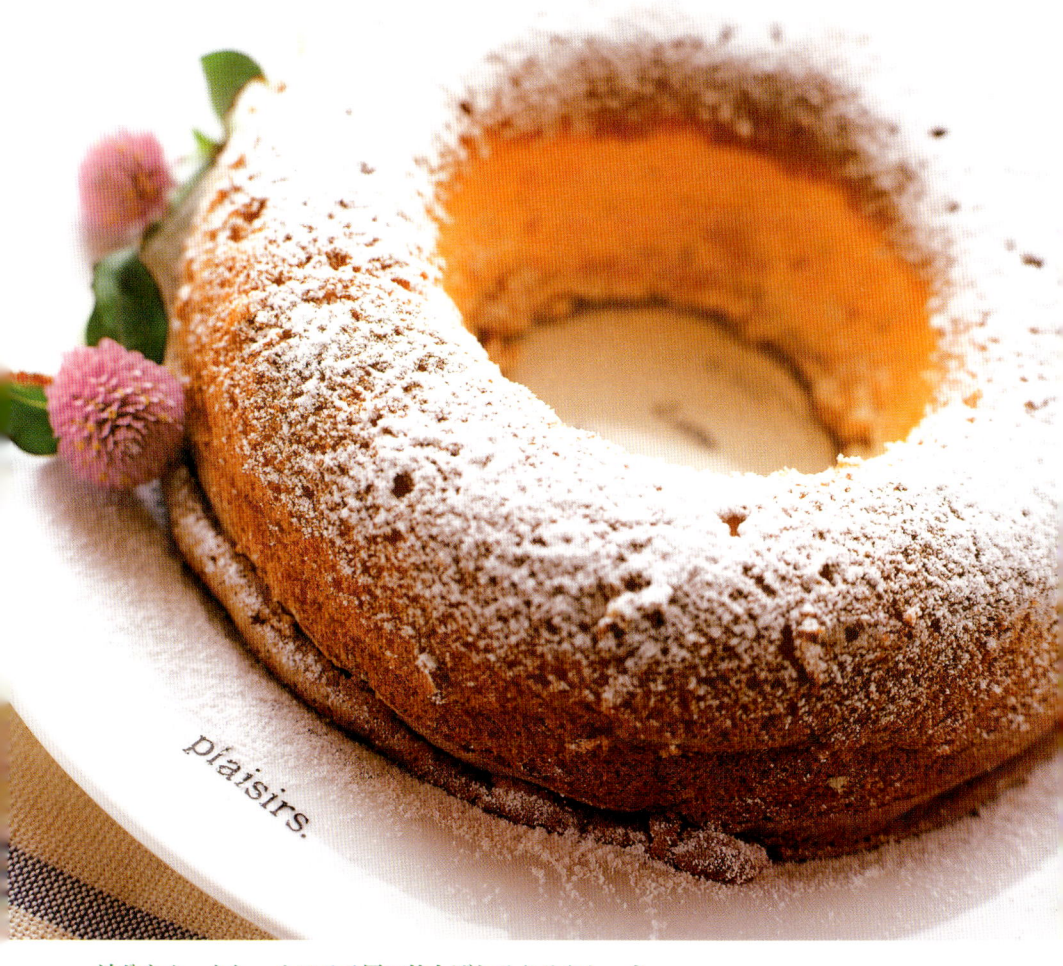

油分をカットし、カステラ風に仕上げたラクラクケーキ
ソフトリングケーキ

【材料】(直径21cmのエンゼル型1個分)
卵大2個　卵黄2個分　グラニュー糖100g　はちみつ大さじ2　薄力粉70g　ラム酒大さじ½　粉砂糖適宜　サラダ油・小麦粉各少々

【作り方】
1 型にサラダ油と小麦粉を同量に混ぜたもの(たれてこない程度)をはけで薄く塗っておく。
2 ボウルに卵、卵黄、グラニュー糖を入れ、ハンドミキサー(強)で5分泡立てる。
3 ②にはちみつ、薄力粉、ラム酒を加え、さらに5分泡立てる。
4 ③を①の型に流し入れ、170度のオーブンで20分ほど焼く。
5 焼き上がったら型から出して冷まし、粉砂糖を茶こしに入れて薄くふりかける。

＊栄養量(1/12個・1人分)
エネルギー量98kcal　たんぱく質2.2g
脂質2.4g　食物繊維0.2g

Point ワンポイントアドバイス
スポンジケーキの基本的な作り方とは違った方法で作ります。とても簡単にでき、失敗の少ないケーキで、ふわふわと柔らかな食感が楽しめます。エンゼル型がないときは、直径18cmの丸型で作ってください。

アールグレイの香り高いフワッとした口当たりのケーキ

紅茶のシフォンケーキ

【材料】(直径20cmのシフォン型1個分)
紅茶(アールグレイ)大さじ2　強力粉・薄力粉各80g　ベーキングパウダー小さじ1　卵黄4個分　砂糖80g　サラダ油65cc　水65cc　メレンゲ{卵白6個分　砂糖70g　塩一つまみ}　ローズマリー適宜　バター少々

【作り方】
1 シフォン型の芯の部分のみに薄くバターを塗っておく。
2 紅茶の葉はできるだけ細かく刻む。強力粉、薄力粉、ベーキングパウダーは合わせてふるっておく。
3 ボウルに卵黄を溶きほぐし、砂糖を加えて白っぽくなるまで充分にすり混ぜる。
4 ③にサラダ油と水を交互に4〜5回に分けて加え、②の紅茶の葉を加える。
5 別のボウルに卵白と塩を入れ、分量の砂糖から一つまみ取って加え、泡立てる。
6 八分通り泡立ったら、残りの砂糖を2〜3回に分けて加え、固く角が立つまでに泡立てたメレンゲを作る。
7 ④に⑥のメレンゲの⅓量を加え、よく混ぜる。これに②でふるった粉の½量を加え、さっくり混ぜ合わせる。
8 ⑦にメレンゲの⅓量を入れてふんわりと混ぜ、残りの粉を加えさっくりと混ぜる。最後に残りのメレンゲを加えて手早く混ぜ、①の型に流して中火(160度)のオーブンで45〜50分焼く。
9 焼き上がったら型を逆さにして30〜40分おく。型から出して切り分け、器に盛り、あればローズマリーを飾る。

Point ワンポイントアドバイス
今回は紅茶の葉を入れましたが、何も入れないプレーンタイプもシンプルでおいしいものです。また、インスタントの粉末コーヒーを湯で溶いたものとか好みのスパイスとかを混ぜたりして楽しんでみてください。

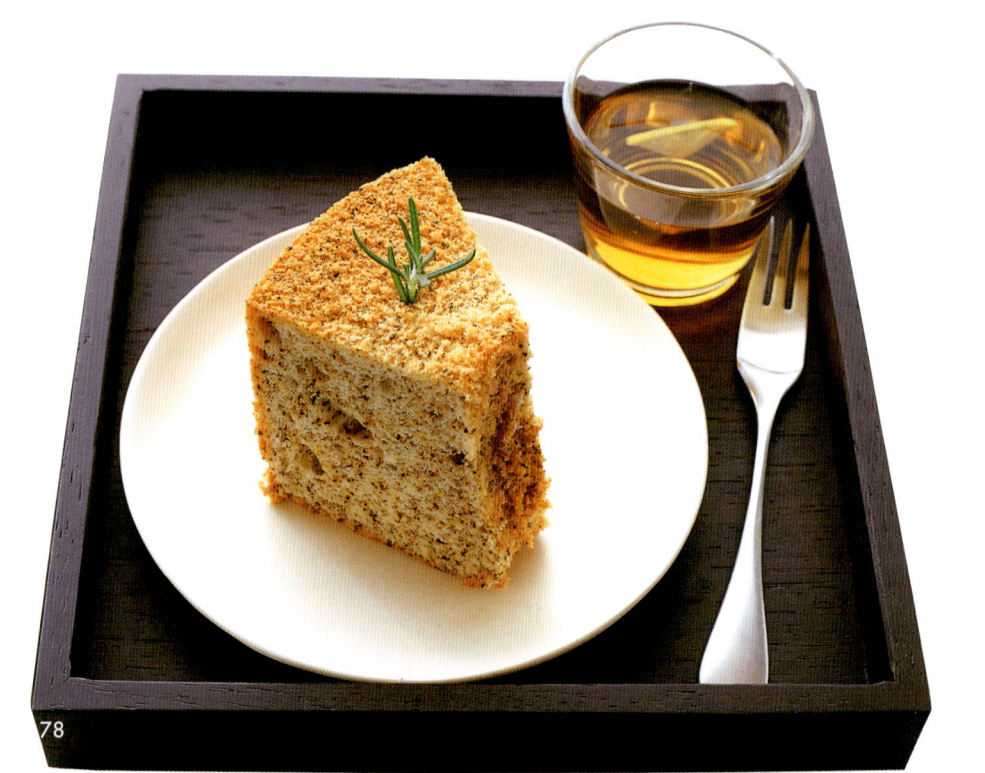

＊栄養量(1/12個・1人分)
エネルギー171kcal　たんぱく質4.0g
脂質7.1g　食物繊維0.4g

生地を天板に直接流して焼くだけ

ふわふわケーキ

【材料】(直径18～20cm 1個分)
スポンジ生地｛卵黄2個分　卵白3個分　砂糖70g　薄力粉90g｝　カスタードクリーム｛低脂肪牛乳カップ1¼　卵黄3個分　薄力粉25g　砂糖60g　バニラオイル(またはバニラエッセンス)少々　ラム酒(好みで)大さじ2｝　いちご5～6個　薄力粉と粉砂糖を1対2の割合で混ぜたもの(ふりかけ用)適量

【作り方】

スポンジ●　**1**　ボウルに卵黄を入れて泡立て器でほぐし、砂糖40gを加えて白っぽいクリーム状になるまですり混ぜる。
2　別のボウルに卵白を入れて泡立て、八分くらい泡立ったら、砂糖30gを加え、角が立つくらい固いメレンゲを作る。
3　②に①の卵黄を加えて混ぜ、ふるった薄力粉を加えてふんわりと混ぜ合わせる。
4　天板にクッキングシートを敷き、その上に③の生地をこんもりとのせ、薄力粉と粉砂糖を混ぜたものをたっぷりかける。
5　④の上面にパレットまたはナイフで格子状の切り目をつけ、180度のオーブンで20分焼く。
6　焼き上がったらそのままオーブンに5分ほど入れて水分をとばすと、焼き縮みを防ぐことができる。
7　スポンジが冷めたら横半分に切る。

カスタードクリーム●　**1**　鍋に牛乳と砂糖30gを入れて60度くらいに温める。
2　ボウルに卵黄をほぐし、砂糖30gと薄力粉を加えてよくすり混ぜ①の温めた牛乳を少しずつ加えて静かに混ぜる。
3　②をこして鍋に入れ、中火強の火かげんにし、鍋底から固まってくるので木じゃくしで手早く全体を混ぜながら煮る。
4　表面に大きな泡がふつふつと出るようになったら、火からおろしてボウルに移し、表面に膜が張らないようにラップをかけて冷ます。
5　冷めたらバニラオイルと好みでラム酒を加え、混ぜ合わせる。

仕上げ●　スポンジの間にカスタードクリームをたっぷりと塗り、いちごを半分に切ってはさみ込む。

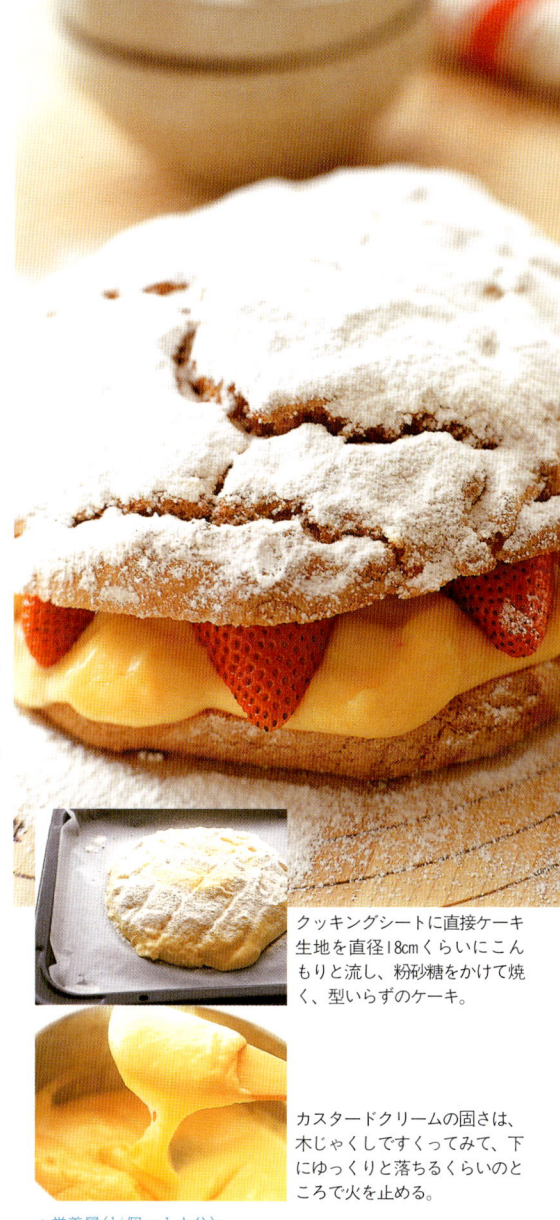

クッキングシートに直接ケーキ生地を直径18cmくらいにこんもりと流し、粉砂糖をかけて焼く、型いらずのケーキ。

カスタードクリームの固さは、木じゃくしですくってみて、下にゆっくりと落ちるくらいのところで火を止める。

＊栄養量(1/12個・1人分)
エネルギー131kcal　たんぱく質3.6g　脂質2.9g　食物繊維0.3g

Point ワンポイントアドバイス

型を使用しないので、気楽に作ることができる焼きっぱなしのケーキです。季節に応じていちごの代わりに栗の甘露煮などを細かく切ってカスタードクリームに混ぜ込んでサンドしましょう。いちごの種が気になる人は、果物缶で。

カロチンがおいしく摂れる
キャロットケーキ

【材料】(直径18cmの丸型1個分)
にんじん100g 卵黄3個分 砂糖90g アーモンドプードル50g 薄力粉50g バター20g レモンの皮のすりおろし・レモン汁各¾個分 メレンゲ{卵白3個分 コーンスターチ20g 粉砂糖15g} 粉砂糖(仕上げ用)少々 飾り用{マジパン50g 色粉(赤・黄・緑)各少々}

【作り方】
スポンジ● 1 型の底に紙を敷き、型の側面は薄くバターを塗って小麦粉をふる。
2 にんじんは皮をむいてすりおろし、水けを軽く絞っておく。
3 アーモンドプードルと薄力粉は合わせてふるっておく。バターは溶かしておく。
4 コーンスターチと粉砂糖も合わせてふるっておく。
5 ボウルに卵黄を入れて泡立て器でほぐし、砂糖を加えて白っぽくなるまで十分にすり混ぜる。
6 ⑤に②のにんじんを混ぜ、③の粉を加えて混ぜ合わせる。レモンの表皮とレモン汁、③の溶かしバターも加えて混ぜる。
7 別のボウルに卵白を入れて泡立て、④を2〜3回に分けて加え、よく泡立てて固いしっかりしたメレンゲを作る。
8 ⑥の生地に⑦のメレンゲを2〜3回に分けて混ぜ入れ、①の型に流して170度のオーブンで40分ほど焼く。
9 焼き上がったら型から出し、冷めたら全体に粉砂糖をかけて上にマジパンで作ったにんじんを飾る。
マジパンで作るにんじん● 1 マジパン40gに黄と赤の色粉を少量ずつ加えてオレンジ色にし、にんじんの形を作る。
2 マジパン10gに緑と黄の色粉を少量ずつ混ぜて緑色にし、茶こしの目などを通して葉の形を作り、①につけて形作る。

＊栄養量(1/10個・1人分)
エネルギー135kcal たんぱく質3.0g
脂質5.9g 食物繊維0.3g

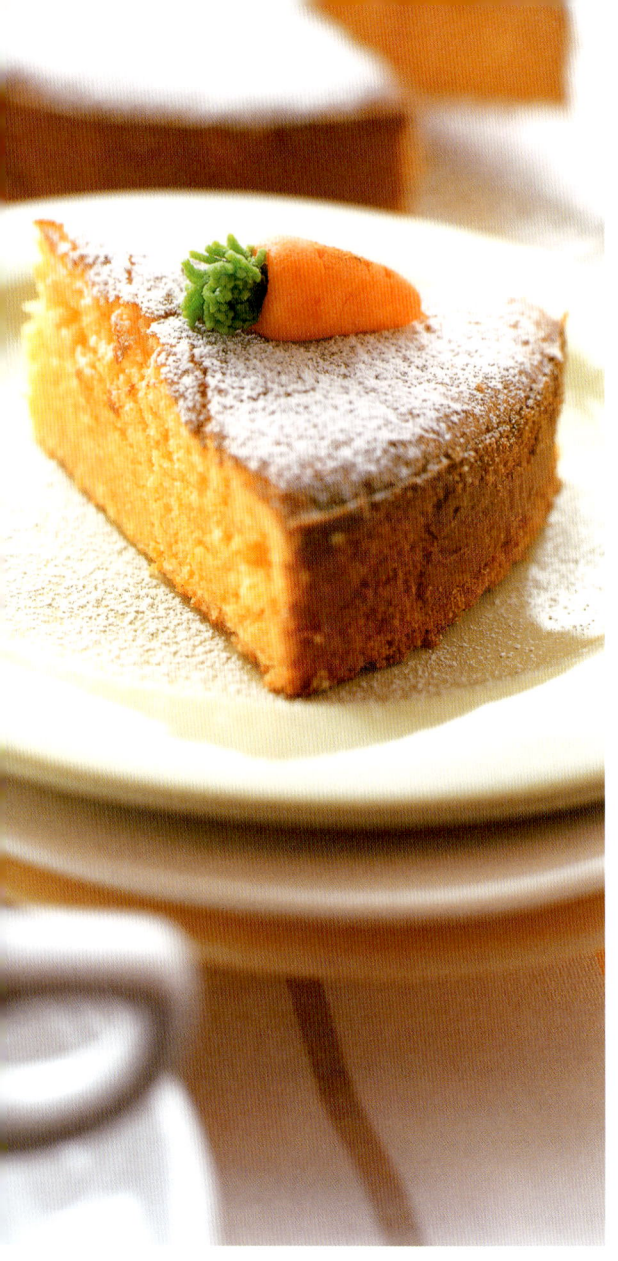

Point ワンポイントアドバイス
にんじんは水溶性食物繊維のペクチンや脂溶性ビタミンであるβカロチンを豊富に含んでいます。お料理ばかりではなく、ときにはお菓子にも生かしてみましょう。

アーモンド風味のクリームをかけた焼きりんごです
ポンム・シャトレーヌ

【材料】(2人分)
りんご1個　白ワイン10cc（なければ水でも可）　砂糖6g　フランジパンクリーム｛卵15g　砂糖30g　薄力粉・アーモンドプードル各8g　低脂肪牛乳カップ¾｝　バター6g　アプリコットジャム20g　砂糖(仕上げ用)少々　スライスアーモンド適量

【作り方】
1 りんごは皮と芯を除いて白ワインと砂糖をかけ、柔らかくなるまで180度のオーブンで約15分焼く。
2 フランジパンクリームを作る。ボウルに卵を溶き入れ、砂糖を加えてよくすり混ぜる。これに薄力粉とアーモンドプードルを加えて混ぜる。低脂肪牛乳を温めて少しずつ注ぎ、とろりとするまで弱火で静かに煮る。
3 耐熱皿に②のクリームの半分を入れ、①のりんごをのせて芯にアプリコットジャムを詰め、残りのクリームをかけ、バターをのせて砂糖少々をふりかけ、スライスアーモンドをのせる。
4 ③を200度のオーブンで焦げ色がつくまで焼く。

＊栄養量(½個・1人分)
エネルギー266kcal
たんぱく質5.5g
脂質7.6g　食物繊維2.1g

作ってみたら…▶食べてみたら
●りんごの芯をくり抜く器具がなかったので、りんごを薄切りにして作ったところ、加熱時間が短くなり、食べやすくもなりました。最後にのせるバターをカットしても、充分においしかったです。でも、表面をクリームブリュレのようにするには、バターが必要ではないかと思いました。[M.O.]

Point ワンポイントアドバイス
りんごには水溶性食物繊維のペクチンが豊富に含まれ、便中の水分を調節する作用があるので、下痢や便秘予防に効果的です。体調がよくないときは、焼きりんごのみの摂取をおすすめします。ここでは最初にりんごをオーブンで焼きましたが、電子レンジで加熱してもOKです。

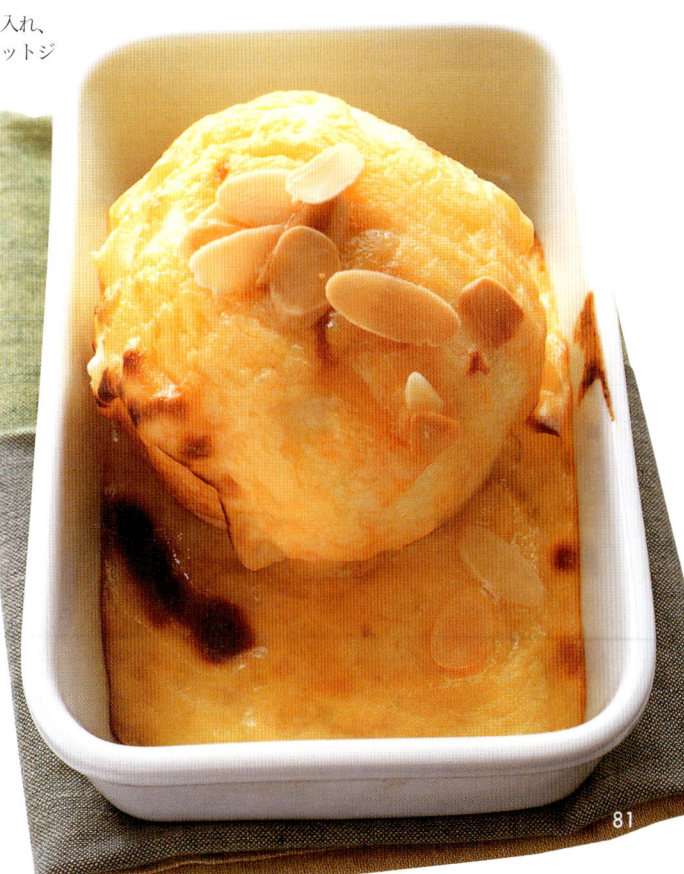

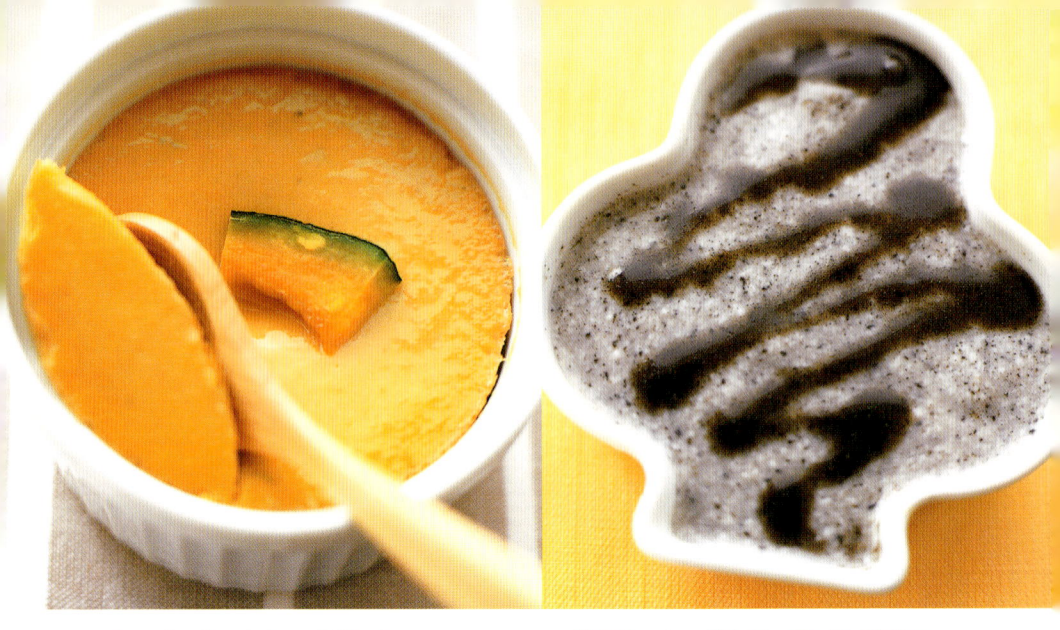

カロチンたっぷりのデザート
かぼちゃのプディング

【材料】(ココット型 6 個分) かぼちゃ(裏ごししたもの)250g 卵 3 個 スキムミルク30g 砂糖60g 水270cc バニラエッセンス・シナモンパウダー・ラム酒各少々(好みで) カラメルソース{砂糖大さじ3 熱湯大さじ1} ゆでかぼちゃ適宜

【作り方】1 ココット型の場合は塗らなくてもいいが、プリン型の場合は型にバターを薄く塗る。
2 カラメルソースは、砂糖と熱湯を強火にかける。あめ色になって煙が出はじめたら火を止めて水大さじ1弱を入れて混ぜ、等分に①の型に入れる。
3 かぼちゃは種を取って皮をむき、ラップに包んで電子レンジで7〜8分加熱し、こし器で裏ごす。
4 スキムミルクに分量の水を加えて混ぜ、なめらかになったら砂糖の½量を加えて火にかけ、60度くらいに温めておく。
5 ボウルに卵を溶きほぐし、残りの砂糖を加えて泡立たないように混ぜ、④を少しずつ混ぜる。
6 ⑤に③のかぼちゃを混ぜてこし、バニラエッセンス、シナモンパウダー、ラム酒を好みで加える。
7 ②の型に⑥を流し、湯をはった天板に並べて160〜170度のオーブンで40分蒸し焼きにする。
8 竹串を刺して卵汁が出なければ取り出し、粗熱を取ってから冷蔵庫で冷やす。あればゆでかぼちゃの薄切りを飾る。

＊栄養量(1個分)／エネルギー152kcal
たんぱく質5.5g 脂質3.5g 食物繊維1.6g

生クリームの代わりに絹ごし豆腐で
黒胡麻のムース

【材料】(ゼリー型 5 個分) 絹ごし豆腐150g(約½丁) 練りごま(黒)15g 低脂肪牛乳カップ1 砂糖45g ゼラチン7g 水35cc

【作り方】1 ゼラチンは分量の水に入れふやかす。
2 豆腐は裏ごし器で裏ごす。
3 低脂肪牛乳と砂糖を混ぜて火にかけ、沸騰直前まで温めて火を止め、①のゼラチンを加え混ぜる。
4 ③が人肌程度になったら、練りごまと②の豆腐を加え、鍋底に氷水をあてて冷やしながら混ぜる。
5 とろりとして混ぜたときに底が見えるようになったら、型に入れ、冷蔵庫で冷やし固める。最後に好みで砂糖を加えた練りごまで飾る。

＊栄養量(1個分)／エネルギー98kcal
たんぱく質4.8g 脂質3.5g 食物繊維0.1g

作ってみたら…▶食べてみたら
●豆腐と練りごまを入れてあるので、とてもヘルシーなデザートになりました。豆腐は裏ごすのでなめらかな口当たりで、ごまのこくがあっておいしかったです。甘みを抑えれば、おかずにもなりそうです。また、メレンゲを混ぜてもっとふわふわ感を出したらどうかと思いました。[M.O.]

Point ワンポイントアドバイス
◀ココット型がないときは、マグカップでも応用できます。

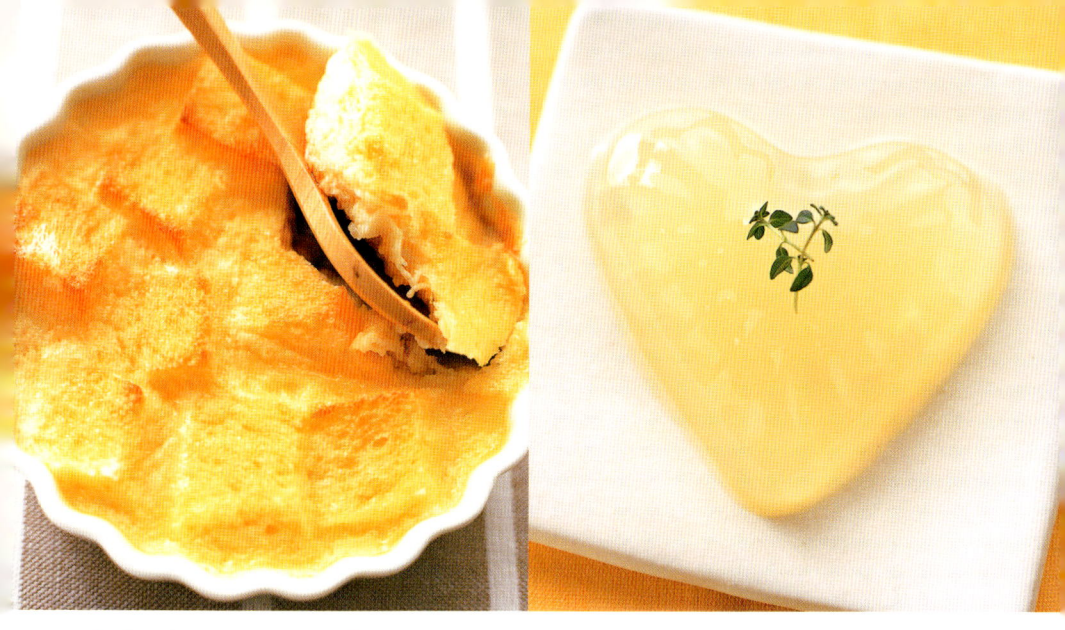

軽食にもなるボリュームプディング
パンプディング

【材料】（ココット型6個分）　食パン（6枚切り）1½枚　卵4個　スキムミルク40g　水カップ2¼　砂糖80g　バニラエッセンス少々　カラメル｛砂糖大さじ3　熱湯大さじ1｝

【作り方】
1 プリン型なら型にバターを薄く塗る。
2 食パンは1.5cm角に切る。
3 スキムミルクを水で溶き、砂糖を加えて火にかける。砂糖が溶けたら、火からおろして少しさまし、バニラエッセンスを2～3滴混ぜる。
4 ボウルに卵を割りほぐし、③のスキムミルクを少しずつ注ぎ、泡立たないように静かに混ぜる。
5 ④の液をこして表面に浮いた泡をすくい取る。
6 カラメルを作る。砂糖と湯を混ぜ合わせて強火にかけ、あめ色になって煙が出はじめたら、火を止めて水大さじ1弱を入れ、型に少量ずつ入れる。
7 ⑥に⑤の種を流し込み、②の食パンを入れて湯をはった天板に並べ、160～170度のオーブンで約20分蒸し焼きにする。竹串を刺して卵汁が出てこなければでき上がり。熱いところをいただく。

＊栄養量（1個分）／エネルギー190kcal
たんぱく質7.7g　脂質4.9g　食物繊維0.3g

Point ワンポイントアドバイス
スキムミルクと水の代わりに低脂肪牛乳カップ2½でもよいでしょう。食パンを入れないとプレーンなプリンになります。湯気の上がった蒸し器に並べ、強火で2～3分、弱火で15分蒸せば蒸し器でもできます。

柚子の風味がさわやかな風を運ぶ
柚子ゼリー

【材料】（ゼリー型5個分）　粉ゼラチン10g　水カップ2　柚子の絞り汁カップ¼　はちみつカップ½弱（90cc）　レモンタイム・セルフィーユなどのハーブ適宜

【作り方】
1 粉ゼラチンは水カップ¼にふり入れて混ぜ、ふやかしておく。
2 鍋に水カップ1¾とはちみつを入れて煮溶かし、沸騰直前で火を止めて①のふやかしたゼラチンを入れ、だまが残らないように溶かす。
3 ②が人肌程度に冷めたら柚子の絞り汁を加え、混ぜる。
4 ③をゼリー型に流し、冷蔵庫で冷やし固める。
5 型の底をぬるま湯にサッとつけて型から抜き、上に好みでハーブを飾る。

＊栄養量（1個分）／エネルギー83kcal
たんぱく質1.9g　脂質0g　食物繊維0g

Point ワンポイントアドバイス
柚子の香りが効いたさっぱりしたゼリーです。食欲のないときなどにおすすめです。この他にジンジャーエールとしょうがの絞り汁を入れたゼリーやオレンジジュースのゼリーも美味。

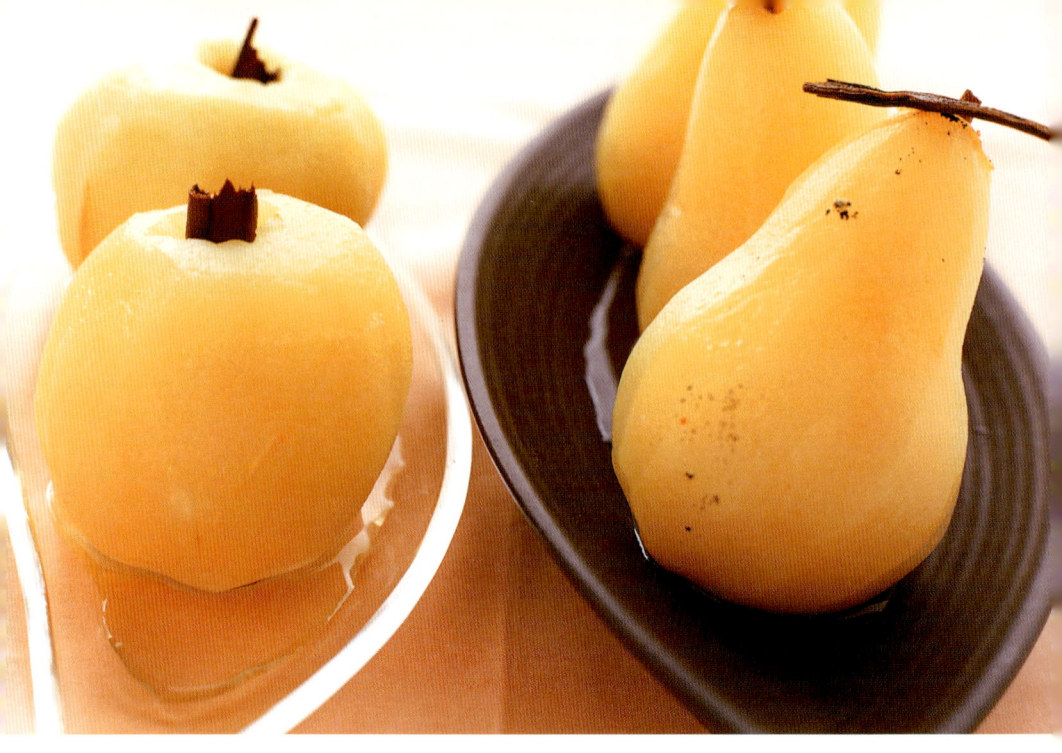

[コンポート]

コンポートとはフルーツのシロップ煮のこと。自家製は缶詰では味わえない品の良さがあります。保存するときは80℃の湯で煮沸したビンに詰めて冷蔵庫に。

やさしい甘酸っぱさの煮りんご
りんごのコンポート

【材料】(4～6人分)　りんご(あれば紅玉)4～6個　水カップ2　砂糖150g　シナモンスティック適宜

【作り方】1 りんごは皮をむき、芯をくりぬく。
2 鍋に水、砂糖、シナモンスティックを入れて煮立て、砂糖が溶けたらりんごを加える。
3 ふたをして火を弱め、途中2～3回返しながら味がよくしみるように40分ほど煮る。
4 りんごに竹串を刺してスッと通るくらい柔らかくなったら、火を止めてシロップにつけたまま冷蔵庫で一晩冷やし、味をなじませる。
5 器に盛り、シナモンスティックを芯に刺す。

＊栄養量(1個分)／エネルギー232kcal
たんぱく質0.4g　脂質0.2g　食物繊維2.3g

洋梨の旬の季節にすぐ作りたい
洋梨のコンポート

【材料】(4～6人分)　洋梨4～6個　水カップ5　砂糖350g　バニラビーンズ1/3本(なくても可)

【作り方】1 洋梨は皮をむく。
2 鍋に水、砂糖、バニラビーンズを入れて煮立て、砂糖が溶けたら①の洋梨を加える。
3 ふたをして火を弱め、途中2～3回返しながら味がよくしみるように40分ほど煮る。
4 洋梨に竹串を刺してスッと通るくらい柔らかくなったら、火を止めてシロップにつけたまま冷蔵庫で一晩冷やし、味をなじませる。
5 器に盛り、バニラビーンズを飾る。

＊栄養量(1個分)／エネルギー359kcal
たんぱく質0.3g　脂質0.2g　食物繊維5.8g

Point　ワンポイントアドバイス

りんごには水溶性食物繊維のペクチンがたくさん含まれているので、整腸作用があります。時間のないときはりんごを丸ごとではなく、4等分してから煮ると時間が短縮できます。体調がよいときは、水の代わりに赤ワインを使うと、ちょっとおしゃれで風味よく仕上がります。

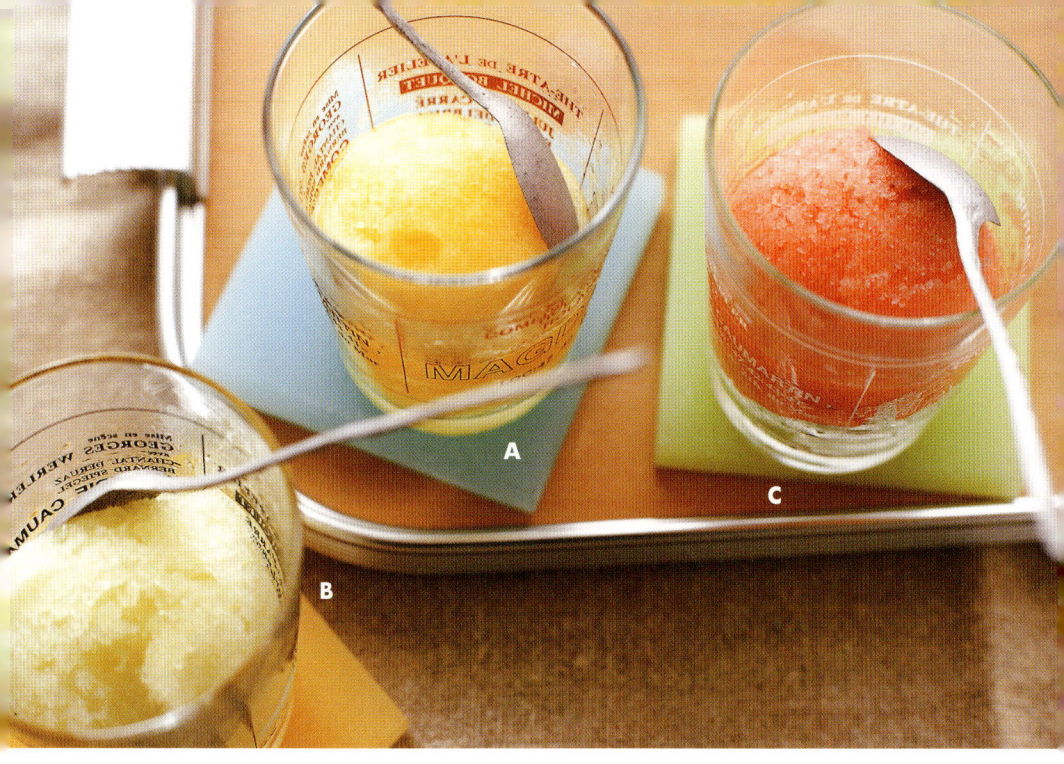

［シャーベット］

シャーベットは、食欲のないときや熱が出たときなどにぴったりのデザート。急いで食べると腸管に刺激を与えるので口の中で溶かして食べましょう。

市販の100％果汁のジュースで手軽に
オレンジシャーベット(A)

【材料】(2〜3人分) オレンジの果汁80cc ゼラチン2g グラニュー糖60g 水90cc

【作り方】**1** ゼラチンは水10ccにふり入れて混ぜ、ふやかしておく。
2 鍋にグラニュー糖と水80ccを入れて強火にかけ、沸騰させる。細かい透明な泡が出るまで煮立てる。
3 鍋を火からおろして①のゼラチンを入れ、溶かして冷ます。
4 ③が冷めたらボウルに移し、オレンジ果汁を加えてよく混ぜ、冷凍庫に入れて冷やし固める。
5 半分くらい凍ったら取り出して木じゃくしで混ぜて空気を混ぜ込み、再び冷凍庫に入れて固める。
6 ⑤の手順を2〜3回繰り返して一晩冷凍庫で冷やし固め、完全に凍ってからも2〜3回かき混ぜて空気を充分に入れ、きめ細かく仕上げる。

＊栄養量（1人分）／エネルギー90kcal
たんぱく質0.7g 脂質0.03g 食物繊維0g

生とは違った新鮮な味わいと香り
メロンシャーベット(B)

【材料】(2〜3人分) メロン150g 水60cc グラニュー糖60g ゼラチン3g

【作り方】**1** メロンは皮をむき、種を取り除いてミキサーにかける。
2 オレンジシャーベットと同様の手順で作る。（④のオレンジ果汁をメロン果汁に代える。）

＊栄養量（1人分）／エネルギー93kcal
たんぱく質1.1g 脂質0.1g 食物繊維0.3g

レモンの酸味がとってもさわやか
いちごのシャーベット(C)

【材料】(2〜3人分) いちご150g レモン汁大さじ1 水60cc グラニュー糖60g ゼラチン3g

【作り方】**1** いちごはよく洗ってへたを取り、水けをふきとってから裏ごししてピューレ状にし、レモン汁を加えて混ぜる。
2 オレンジシャーベットと同様の手順で作る。（④のオレンジ果汁をいちごのピューレに代える。）

＊栄養量（1人分）／エネルギー100kcal
たんぱく質1.4g 脂質0.1g 食物繊維0.7g

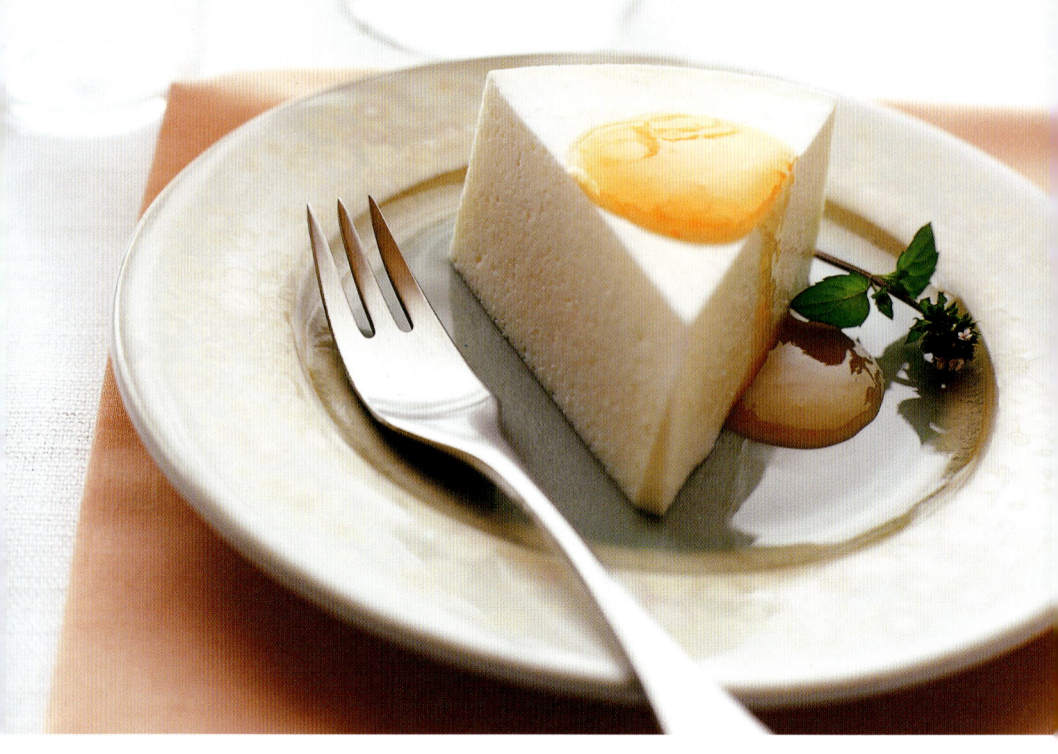

低脂肪チーズを使って安心
レアチーズケーキ

【材料】(直径15cmのセルクル1個分)　プレーンヨーグルト500g　砂糖30g　粉ゼラチン12g　水60cc　カッテージチーズ(裏ごしタイプ)200g　メレンゲ{卵白1½個分　砂糖40g}　レモン汁大さじ1　ソース{アプリコットジャム60g　水20cc}
【作り方】**1** ヨーグルトはガーゼ(またはふきんやキッチンペーパー)を敷いたざるに入れ、約1時間おいて水けをきる(500gのものを約300gにする)。**2** 粉ゼラチンは分量の水にふり入れ、ふやかしてから湯煎で溶かす。**3** ①のヨーグルトをボウルに入れて砂糖を混ぜ、溶かした②のゼラチンを少しずつ加えてよく混ぜる。さらにカッテージチーズを加えて混ぜる。**4** 乾いた別のボウルに卵白を入れ、泡立て器で泡立てながら砂糖を3回に分けて加え、しっかりとした固いメレンゲを作る。**5** ④のメレンゲを③に加え、さっくりと混ぜてレモン汁も加えて混ぜ、型に流して冷蔵庫で冷やし固める。**6** 型の底をぬるま湯にサッとつけて型から抜き、等分する。**7** ソースはアプリコットジャムに水を加えて一煮立ちさせ、冷ましたものを⑥にかける。

*栄養量(⅛個・1人分)／エネルギー125kcal　たんぱく質7.3g　脂質4.2g　食物繊維0.3g

作ってみたら…▶食べてみたら
●市販の高脂肪のチーズケーキは脂分が多いためにとても手が出せなかったので、さっそく作ってみました。しっかりと泡立てたメレンゲを作るのに手間がかかりましたが、レモンの酸味がきいてさわやかな食感のおいしいケーキに感激しました。ケーキの中に細かく刻んだ白桃や黄桃を入れてもきれいでいいかなと思いました。[M.O.]

Point ワンポイントアドバイス
カッテージチーズは脱脂乳または脱脂粉乳から作られる牛乳のたんぱく質だけを固めた低脂肪チーズです。製菓用には裏ごしたペースト状のものが便利で、よりなめらかに仕上がります。裏ごしタイプがない場合はこし器でこして。

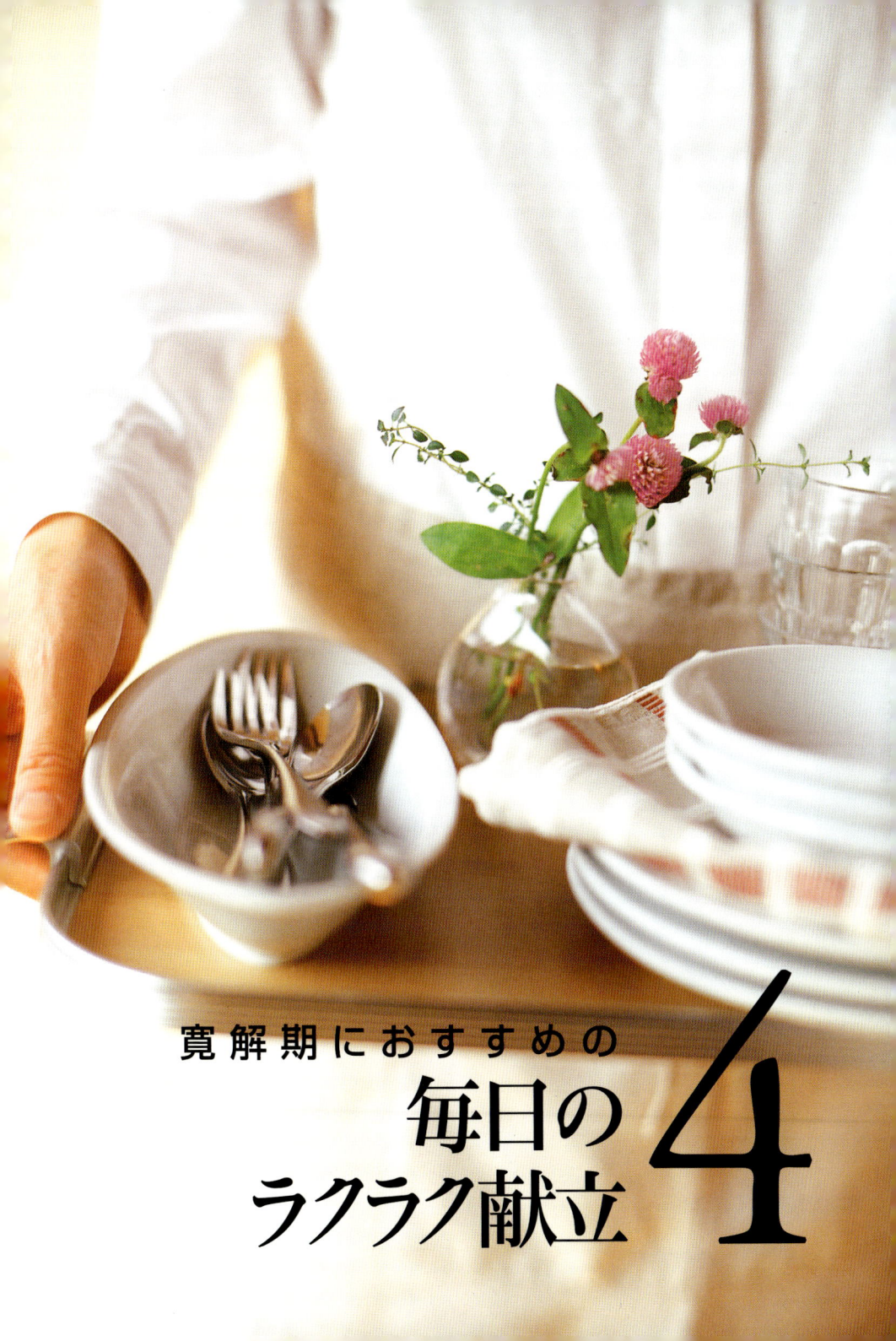

寛解期におすすめの
毎日の
ラクラク献立 4

朝食(和風)

四季を通じて簡単に作れて栄養バランスがよく、飽きのこない味がいちばん。家族と同じメニューでいいものを基本形にしておくと手間が省けます。
＊材料はすべて2人分です。

焼き網を熱してから焼いて
A. あじの干物 大根おろし添え

【材料】 あじの干物2枚(正味60g×2)
大根80g　しょうゆ少々
【作り方】 1 あじの干物は焼き網で両面を焼く。
2 大根は皮をむいておろし器ですりおろし、あじに添えて器に盛り、しょうゆをたらす。

菊の花を混ぜて彩りも美しく
B. ほうれんそうのお浸し

【材料】 ほうれんそう80g　干し菊1袋
かつお節1パック(4g)　しょうゆ小さじ1
【作り方】 1 ほうれんそうは熱湯でゆでて冷水にとって冷まし、水けを絞って2～3cm長さに切る。
2 ①のゆで汁に酢大さじ1を加え、干し菊をほぐし入れてサッとゆでる。ざるに上げてから冷水にとって冷まし、水けを絞る。
3 ほうれんそうと菊の花をしょうゆであえて器に盛り、かつお節を散らす。

Point ワンポイントアドバイス

ほうれんそうをゆでるとき、湯に塩を入れるとシュウ酸が溶け出しにくくなるので、塩は入れないほうがいいでしょう。塩を入れなくても、ゆでてすぐに水にとれば、きれいな色に仕上がります。狭窄がある患者さんは、ほうれんそうの葉の部分のみを使用しましょう。

昆布茶を混ぜた出しでうまみは充分
C. 豆腐とねぎのみそ汁

【材料】 豆腐60g　万能ねぎ10g　出し汁{水カップ2　煮干し粉末小さじ1　かつお節粉末小さじ1　昆布茶小さじ1}　みそ30g
【作り方】 1 鍋に出し汁用の水と煮干し粉末を入れて火にかけ、煮立ったらかつお節粉末と昆布茶を加え、みそを入れて溶き混ぜる。
2 豆腐はさいの目に切って①のみそ汁に加え、温める程度に煮て煮立つ直前で火を止め、万能ねぎの小口切りを散らす。

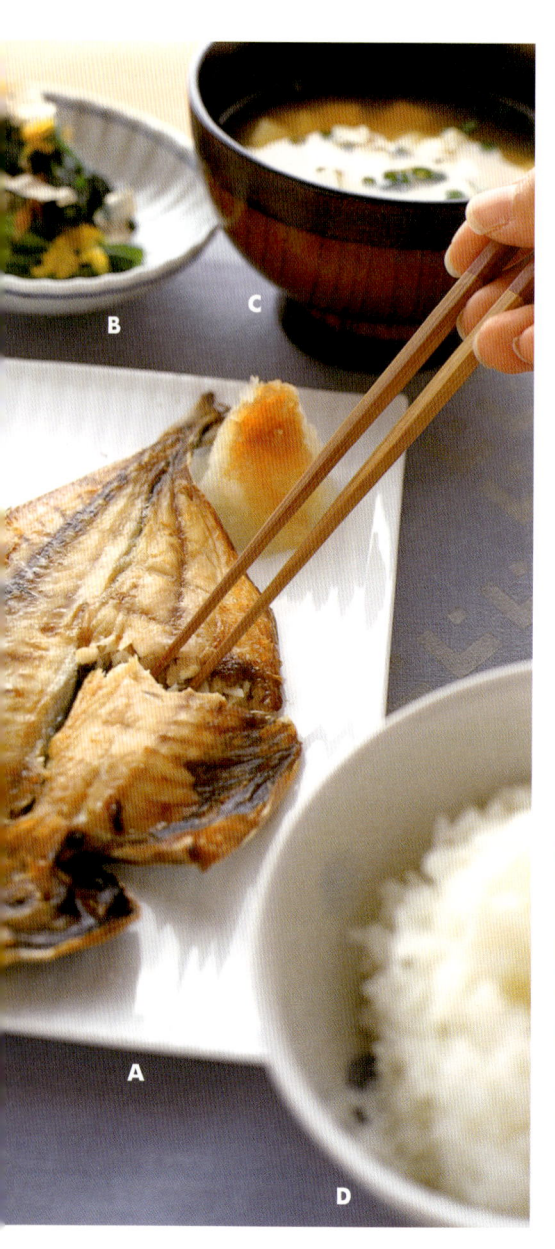

D. ご飯 (330g)

◎栄養量(1人・1食分)／エネルギー441kcal
たんぱく質26.3g　脂質7.5g　食物繊維4.9g

朝食（洋風）

スープ、サラダ、デザートつきの朝食も身近な素材でサッと作れます。見た目もカラフルで豪華、これなら一日のスタートを元気に始められそう。

＊材料はすべて2人分です。

季節の野菜で作りおきしておくとラク
A. 温野菜のピクルス

【材料】 カリフラワー80g　赤ピーマン30g　黄ピーマン30g　ピクルス液｛水大さじ4　砂糖大さじ2　塩小さじ⅙　酢大さじ1｝

【作り方】 1 鍋に水、砂糖、塩、酢を入れて一度沸騰させ、ピクルス液を作る。
2 カリフラワーは花蕾のみを切り離し、柔らかく塩ゆでしてざるに上げ、冷ます。
3 赤、黄ピーマンは半分に切って種を除き、網で皮を焦がして焼く。水につけながら皮をむき、縦4～5等分に切る。
4 ②と③の野菜を①のピクルス液に漬ける。

Point ワンポイントアドバイス

ピクルスは多めに作って保存しておくと便利。家族の方は生のセロリ、ゆでたれんこんなども漬けて食物繊維をたっぷり摂りましょう。

チーズで味つけした洋風かき卵汁
B. 卵とチーズのふわふわスープ

【材料】 卵1個　パルメザンチーズ20g　パン粉20g　ナツメグ少々　コンソメスープカップ1½　塩・こしょう各少々　パセリのみじん切り少々

【作り方】
1 卵はボウルに溶きほぐし、パルメザンチーズ、パン粉、ナツメグを加えて混ぜ合わせる。
2 鍋にスープを温めて塩、こしょうをふり、煮立ったところに①の卵を流し入れ、強火で煮る。
3 卵が半熟状になったら火を止め、パセリをふる。

作ってみたら…▶食べてみたら

●卵のふんわりした食感、チーズの豊かな風味が、しっかり生きています。私の好きなスナック菓子の味に似ていたので、大満足。チーズに塩けがあるので、塩を加えなくても充分です。冷蔵庫にある材料で簡単にできるので、体調が悪いときでも気軽に作れそうなのもうれしいです。[H.K.]

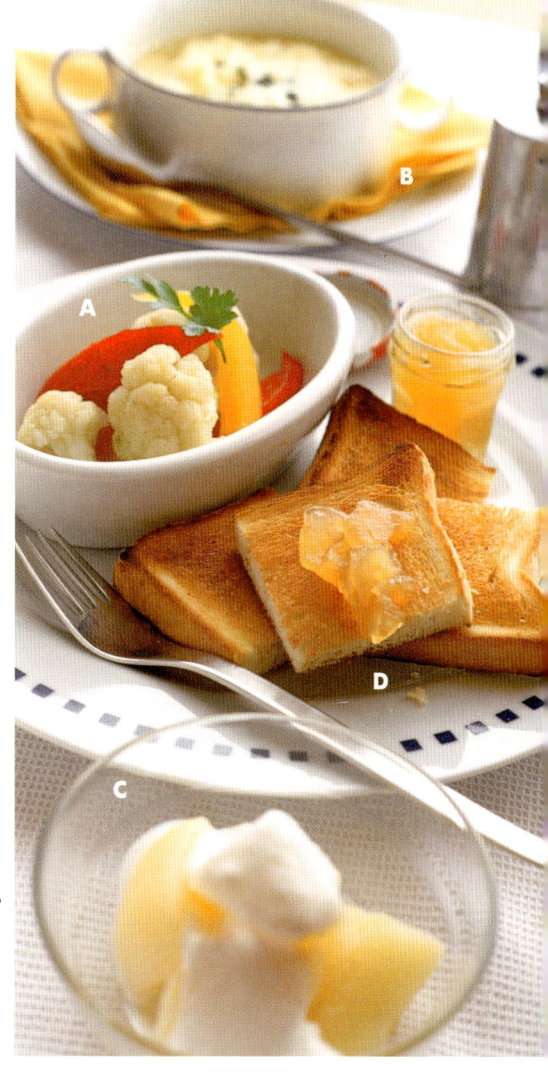

ヨーグルトと季節の果物を合わせて
C. 洋梨のヨーグルトがけ

【材料】 洋梨140g　プレーンヨーグルト大さじ4　はちみつ小さじ4

【作り方】 1 洋梨は皮をむいて一口大に切る。
2 洋梨を器に盛り、プレーンヨーグルトをのせてはちみつをかけ、全体を混ぜて食べる。

D. ジャムつきトースト
（8枚切り食パン4枚・りんごジャム40g）

◎栄養量(1人・1食分)／エネルギー592kcal
たんぱく質21.1g　脂質12.4g　食物繊維6.7g

昼食（中華風）

中華めんの代わりにかん水（P.39参照）を含まないスパゲッティを使うと安心。肉はささみ、牛乳はスキムミルクに変えてデザートつきのランチが完成。　＊材料はすべて2人分です。

スパゲッティとささみのひき肉で作る
A. ジャージャーめん

【材料】　スパゲッティ(1.3mm)160g　肉みそ｛鶏ささみひき肉100g　干ししいたけ1個　たけのこ(水煮缶)50g　しょうが10g　しょうゆ大さじ1弱　甜麺醤(テンメンジャン)大さじ1　砂糖大さじ½　鶏がらスープカップ½　片栗粉大さじ1　ごま油小さじ1｝　きゅうり70g

【作り方】　**1** 干ししいたけは、ぬるま湯でもどし、たけのこ、しょうがとともにみじん切りにする。
2 きゅうりは皮をむき、せん切りにする。
3 フッ素樹脂加工のフライパンでひき肉をから炒りし、①の野菜、しょうゆ、甜麺醤、砂糖を加えて炒める。続いて鶏がらスープを加えて少し煮詰め、片栗粉を倍量の水で溶いて加え、とろみをつける。最後にごま油を加え、香りをつける。
4 スパゲッティは塩少々を加えた熱湯でゆで、ざるに上げて流水で洗い、水けをきって器に盛る。②のきゅうりをのせ、③の肉みそをかける。

Point ワンポイントアドバイス
　夏にはスパゲッティの代わりに、冷や麦をゆでて使ってもおいしくいただけます。たけのこ、干ししいたけなど、食物繊維の多いものはみじん切りにして使っていますが、気になる人は除いてください。

下ごしらえ不要の材料で5分でできる
B. 青梗菜(チンゲンツァイ)とはんぺんの中華スープ

【材料】　鶏がらスープカップ1½　青梗菜40g　はんぺん15g　塩・こしょう各少々　クコの実(あれば)適宜

【作り方】　**1** 青梗菜は2cm幅に切る。はんぺんは短冊切りにする。
2 鍋にスープを煮立てて青梗菜を入れ、柔らかくなったら塩、こしょうを加え、火を止める直前にはんぺんを加える。器に盛り、クコの実を散らす。

◎栄養量(1人・1食分)／エネルギー587kcal
たんぱく質32.0g　脂質5.0g　食物繊維4.9g

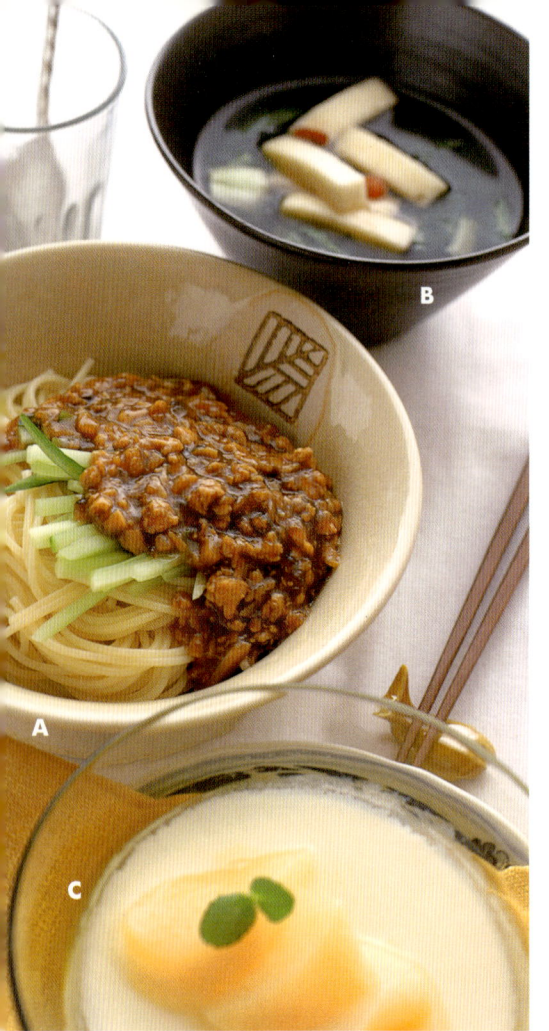

スキムミルクの牛乳ゼリーを使って
C. 杏仁豆腐(アンニンドウフ)

【材料】　フルーツ缶(白桃)80g　シロップ｛砂糖40g　水40cc｝｛ゼラチン4g　水20cc｝｛スキムミルク10g　水160cc｝

【作り方】　**1** 鍋に砂糖と水を煮立ててシロップを作り、冷ましておく。
2 ゼラチンは20ccの水にふり入れ、ふやかす。
3 スキムミルクと水160ccを鍋に入れ、よく混ぜてから温める。沸騰直前に火を止めて②のゼラチンを加え、だまが残らないように溶かし混ぜる。
4 ③の粗熱がとれたら1人用の器に等分に入れ、冷蔵庫で冷やし固める。固まったら、白桃を食べやすく切ってのせ、①のシロップをかける。

昼食（和風）

朝食がご飯なら、昼食にはゆでたうどんを使うと手軽。ゆであずきにひと手間かければ、デザートやおやつの甘いものも安心して食べられます。

*材料はすべて2人分です。

とろみのついたかき卵汁で体が温まる
A. 卵とじうどん

【材料】 ゆでうどん2玉（500g） 卵2個 めんつゆ｛出し汁カップ2½ 酒小さじ4 みりん小さじ4 薄口しょうゆカップ¼ 塩小さじ½ 片栗粉大さじ1｝ 三つ葉10g

【作り方】 **1** 鍋に出し汁を煮立て、酒、みりん、薄口しょうゆ、塩で味をととのえる。再び煮立ったら片栗粉を倍量の水で溶いて加え、とろみをつける（水溶き片栗粉は、沸騰しているところに入れないと汁が濁るので注意する）。
2 卵を割りほぐして①の汁に糸状に細く入れ、全部入れたら大きく混ぜてふんわりかき卵汁を作る。
3 別の鍋に湯を沸かしてゆでめんを温め、水けをきって器に盛り、②の汁をかけ、三つ葉を添える。

ゆであずきの皮を除くのがポイント
B. 白玉じるこ

【材料】 ゆであずき缶80g 白玉粉10g 水40cc

【作り方】 **1** ゆであずきは、こし器で裏ごしする。
2 白玉粉に水を加えて耳たぶくらいの固さにこね、直径約1cmの球形に丸める。
3 ②を沸騰した湯に入れて完全に浮き上がってくるまでゆで、水にとって冷ましてから水けをきる。
4 器に①のあずきを盛り、③の白玉を混ぜる。

Point ワンポイントアドバイス

うどんの汁はかき卵汁として汁物に応用できます。あずきの皮は腹部膨満やガス発生の原因になりがちですが、裏ごしして除けば安心です。

◎栄養量(1人・1食分)／エネルギー509kcal
たんぱく質16.4g 脂質7.2g 食物繊維3.7g

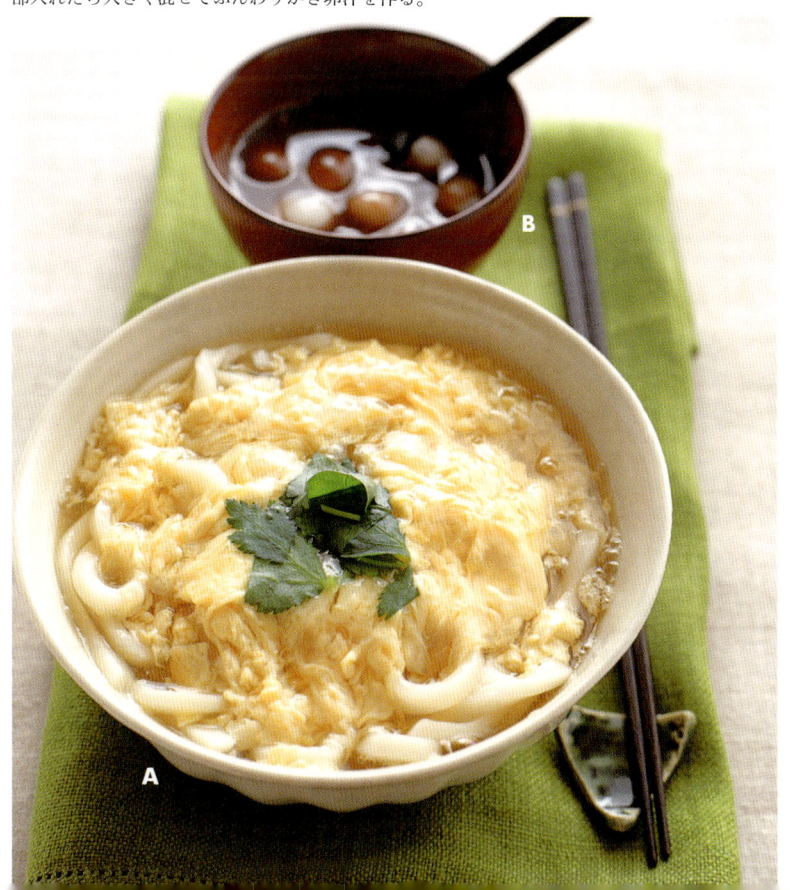

A

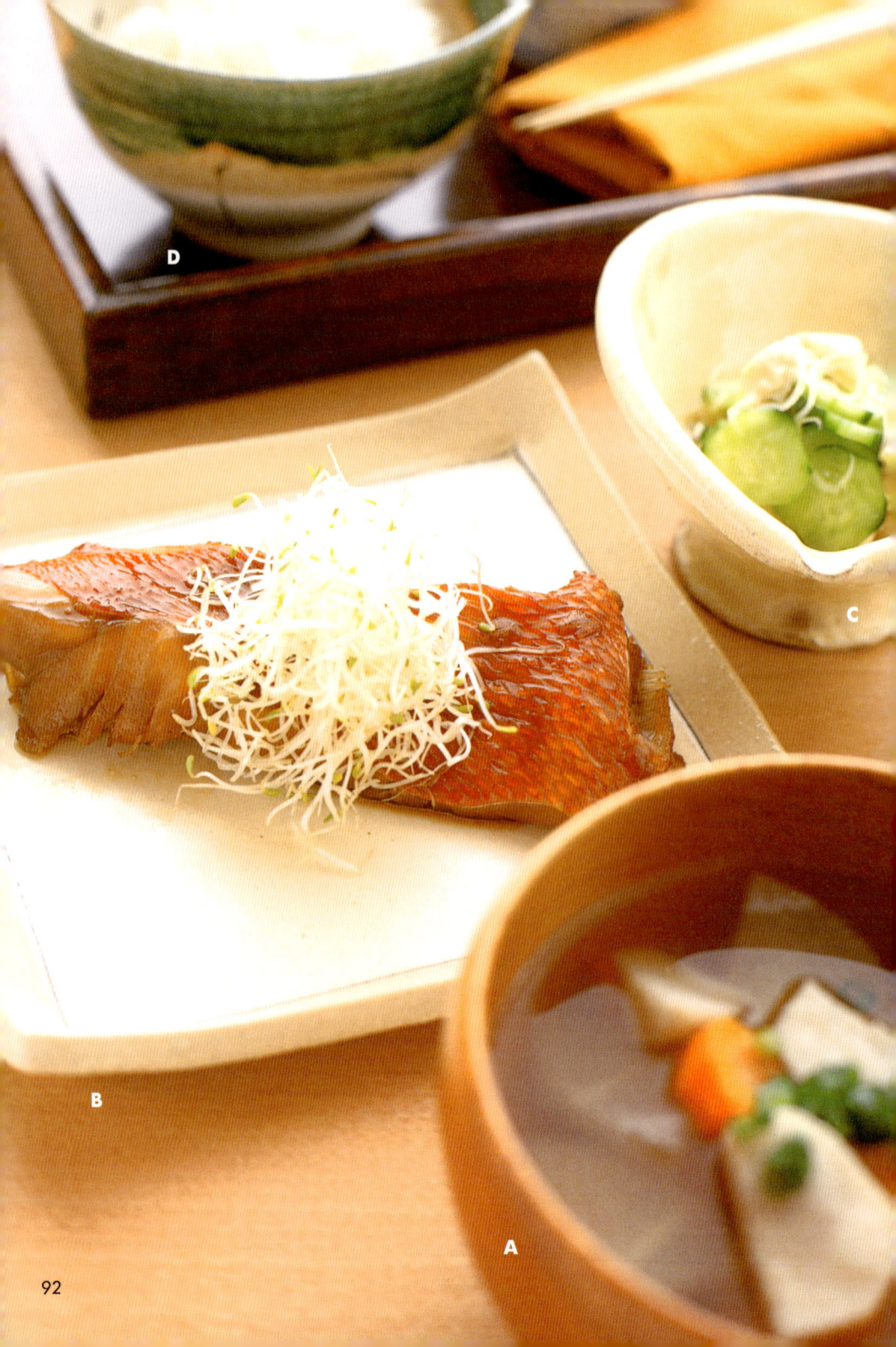

B

C

D

夕食（和風）

具だくさんの汁物をメインに、煮魚、酢の物と白いご飯を添えたからだが温まる和食献立。季節によって汁物の具や煮魚の種類を変えれば、いろいろ変化に富んだメニューが展開できます。

＊材料はすべて2人分です。

鶏肉の代わりにさつま揚を使い、材料を炒めないで作るのでおなかにやさしい

A. さつま汁

【材料】
さつま揚げ20g　里芋30g　にんじん30g　大根30g　万能ねぎ15g　出し汁カップ2　みそ30g

【作り方】
1 里芋、にんじん、大根は皮をむき、それぞれ食べやすい大きさの乱切りにする。
2 さつま揚げは熱湯で油抜きし、2cm角に切る。
3 鍋に出し汁と①の野菜を入れて火にかけ、野菜が柔らかくなるまで煮る。野菜が煮えたら②のさつま揚げを加え、ひと煮立ちさせる。
4 ③の鍋にみそを溶かし入れ、沸騰直前に火を止める。器に盛り、万能ねぎの小口切りを散らす。

＊栄養量(1人分)／エネルギー63kcal
たんぱく質3.9g　脂質1.4g　食物繊維1.8g

Point ワンポイントアドバイス

さつま揚げを豆腐に変え、汁を塩としょうゆで味つけして水溶き片栗粉でとろみをつければ「のっぺい汁」に。このとき豆腐の水きりをして、野菜といっしょにごま油少々で炒めてから煮ると「けんちん汁」になります。家族の方はこんにゃく、ごぼうなどを加えてもいいでしょう。

うろこが黄金色に光った新鮮なものを選び、サッと煮て柔らかく仕上げます

B. 金目鯛の煮つけ

【材料】
金目鯛2切れ(60g×2)　しょうが1かけ　煮汁｛水カップ½　酒カップ½　みりん大さじ1　しょうゆ大さじ1　砂糖大さじ1｝　アルファルファ適宜

【作り方】
1 金目鯛はサッと水洗いして水けをふき、皮に切れ目を入れる。しょうがは薄切りにする。
2 鍋に煮汁の材料と①のしょうがを加え、煮立ったら①の金目鯛の皮を上にして入れる。ときどき煮汁をかけながら、火を弱めて4～5分煮る。
3 金目鯛を器に盛り、アルファルファをのせる。

＊栄養量(1人分)／エネルギー133kcal
たんぱく質11.8g　脂質2.6g　食物繊維0.3g

Point ワンポイントアドバイス

煮魚のつけ合わせには半月切りにしたかぶや青菜を煮たものも合います。家族の方はごぼう、こんにゃくなどもいいでしょう。

高たんぱくで消化がいい大豆製品の生ゆばを加えた上品な一品

C. きゅうりと生ゆばの酢の物

【材料】
きゅうり100g　塩少々　生ゆば20g　みょうが15g　三杯酢｛薄口しょうゆ小さじ2　酢小さじ2　砂糖小さじ1　出し汁小さじ2｝

【作り方】
1 きゅうりは皮をしま目にむいて輪切りにし、軽く塩をふって手でもみ、水けを絞る。生ゆばは食べやすい大きさに切る。みょうがは縦半分に切り、小口から薄切りにする。
2 三杯酢の材料を混ぜ合わせる。
3 ①のきゅうり、生ゆばを合わせ、食べる直前に三杯酢であえる。
4 器に盛り、①のみょうがを散らす。

＊栄養量(1人分)／エネルギー39kcal
たんぱく質3.1g　脂質1.5g　食物繊維1.0g

D. ご飯 (330g)

＊栄養量(1人分)／エネルギー244kcal
たんぱく質4.3g　脂質0.8g　食物繊維0.7g

◎栄養量(1人・1食分)／エネルギー479kcal
たんぱく質23.1g　脂質6.3g　食物繊維3.8g

94

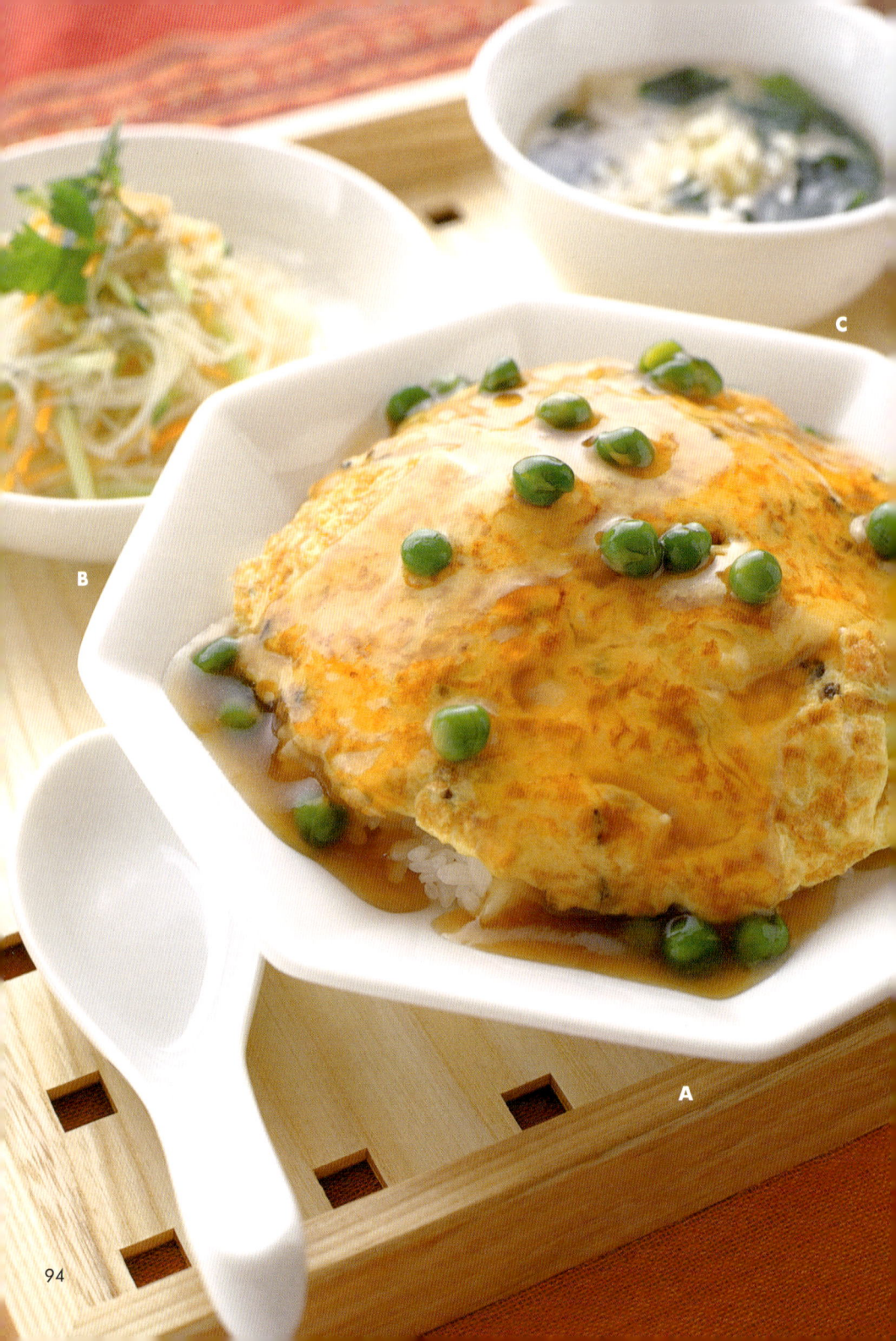

夕食(中華風)

ふっくら焼き上げたかに玉ととろみあんをかけた丼物がメイン。
それに細切り野菜のあえ物、ワンタンスープを添えてボリュームは充分。
中華用の鶏がらスープはおいしいものを用意しておくと重宝します。

＊材料はすべて2人分です。

レンジ加熱した野菜を卵に混ぜて焼く
A. 天津丼(テンシンドン)

【材料】
ご飯330g　卵2個　かに水煮缶40g　干ししいたけ2個　長ねぎ30g　グリンピース(冷凍品)5～10g　塩少々　サラダ油小さじ1½　とろみあん｛鶏がらスープ80cc　しょうゆ小さじ1　砂糖小さじ1　片栗粉小さじ1｝

【作り方】
1 かに缶は軟骨を除き、身をほぐす。冷凍グリンピースはサッと熱湯に通し、皮をむく。
2 干ししいたけはぬるま湯でもどし、みじん切りにする。長ねぎもみじん切りにする。両方をラップに包み、電子レンジで約30秒加熱する。
3 卵は割りほぐし、①のかに、②のしいたけ、長ねぎ、塩を加えて混ぜ合わせる。
4 フッ素樹脂加工のフライパンにサラダ油の半量を熱し、③の卵液の半量を円形に流し入れ、弱めの中火で2～3分焼いてから裏返してもう片面も焼く。同様にしてもう1枚、かに玉を焼く。
5 鍋に鶏がらスープを煮立て、しょうゆ、砂糖で味をととのえ、片栗粉を倍量の水で溶いて加える。火を止める直前に①のグリンピースを混ぜる。
6 ご飯に④のかに玉をのせ、⑤のあんをかける。

＊栄養量(1人分)／エネルギー387kcal
たんぱく質14.7g　脂質9.7g　食物繊維2.3g

Point ワンポイントアドバイス
かに玉は直径15cmくらいの小さいフライパンで焼くときれいな円形になり、厚みもできて、ふっくらした食感に仕上がります。

細切りにした素材の食感を楽しむ
B. 拌三絲(バンサンスー)

【材料】
緑豆春雨20g　にんじん10g　きゅうり30g　合わせ調味料｛しょうゆ小さじ1　酢小さじ1　ごま油小さじ½｝　香菜(シャンツァイ)

【作り方】
1 にんじんは皮をむいてせん切りにし、熱湯でゆでる。きゅうりは斜め薄切りにしてせん切りにする。
2 ①のにんじんをゆでた湯に緑豆春雨を入れて柔らかくもどし、ざるに上げて水けをきり、食べやすい長さに切る。
3 しょうゆ、酢、ごま油を合わせ、①のきゅうりとにんじん、②の春雨を食べる直前にあえる。

＊栄養量(1人分)／エネルギー50kcal
たんぱく質0.5g　脂質1.0g　食物繊維0.2g

低脂肪のひき肉の具を包んで
C. ワンタンスープ

【材料】
ワンタンの皮10枚　青梗菜(チンゲンツァイ)30g　ひき肉種｛鶏ささみひき肉30g　長ねぎのみじん切り3.5g　しょうが汁2cc　塩少々　しょうゆ小さじ⅓　酒小さじ1　ごま油小さじ¼｝　スープ｛鶏がらスープカップ1¾　塩少々　酒小さじ2　しょうゆ小さじ1｝　長ねぎのみじん切り少々

【作り方】
1 ひき肉種の材料は長ねぎのみじん切りとごま油を除いてボウルに入れ、粘りが出るまで混ぜる。
2 ①に水大さじ1弱を数回に分けて加え、そのつどよく練り混ぜる。指先にとってみて、種がたれて途中で止まる程度の柔らかさになったら、長ねぎのみじん切りとごま油を加え、ひと混ぜする。
3 ワンタンの皮で②の種を包み、くっつかないようにしてバットに並べる（この状態で冷凍可能）。
4 鍋に鶏がらスープを煮立て、2cm幅に切った青梗菜を入れて煮、塩、酒、しょうゆを加える。
5 ④のスープの鍋に③のワンタンを1つずつ入れ、完全に浮いてくるまで煮る。
6 器に盛り、長ねぎのみじん切りを散らす。

＊栄養量(1人分)／エネルギー116kcal
たんぱく質7.6g　脂質1.4g　食物繊維0.3g

Point ワンポイントアドバイス
ワンタンは金属製のバットにくっつかないように並べて冷凍し、完全に凍ったらポリ袋に詰めて密封し、冷凍保存しておくと便利です。

◎栄養量(1人・1食分)／エネルギー553kcal
たんぱく質22.8g　脂質12.1g　食物繊維2.8g

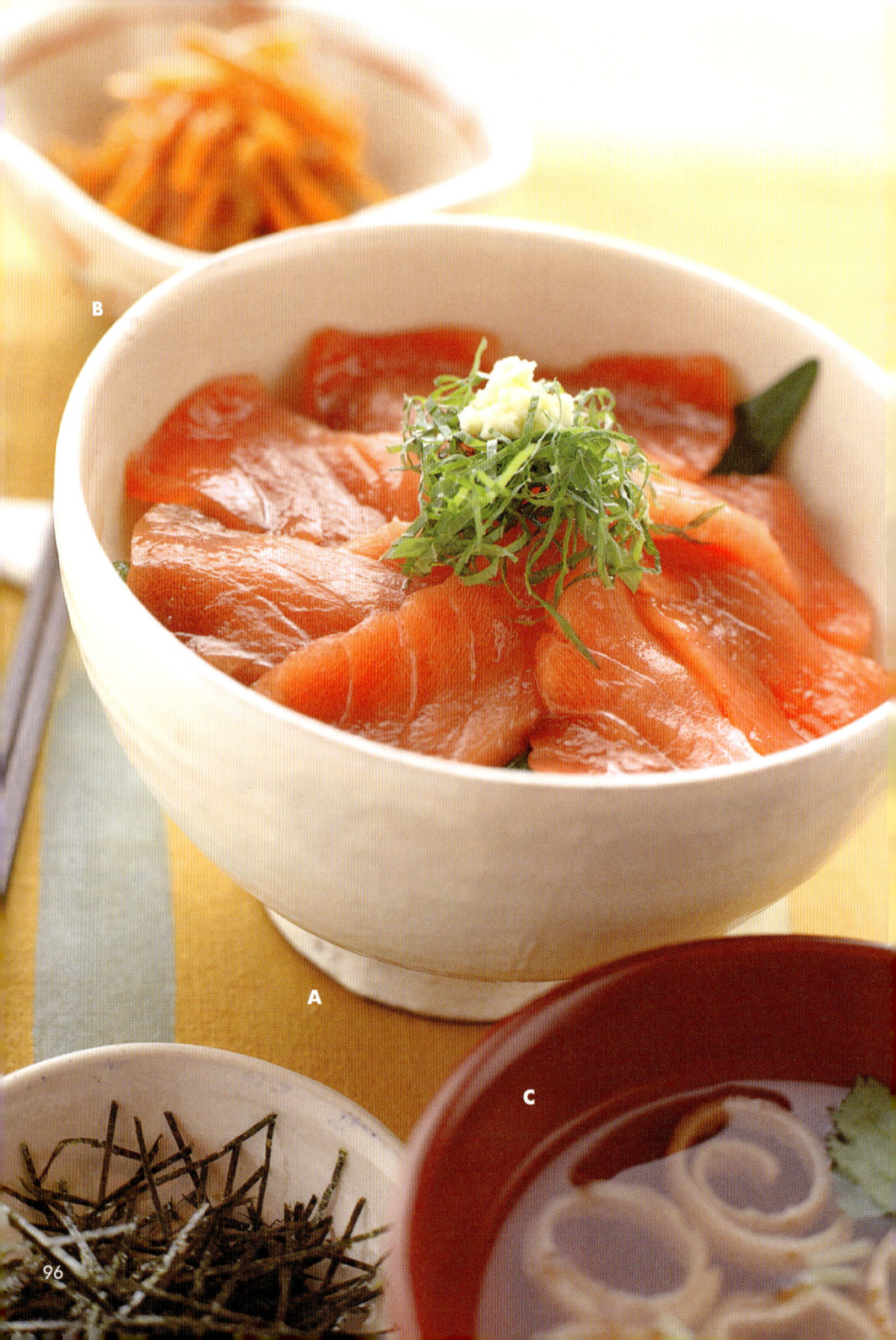

B

A

C

96

夕食（和風）

体調のいいときは、すし飯にまぐろの刺身をたっぷりのせた丼に、箸休め的なきんぴらに汁物という献立はいかがでしょう。これなら簡単で家族そろって楽しめるので、大歓迎されることうけあい。

＊材料はすべて2人分です。

まぐろの刺身は切ったものより、固まりのさくで買うほうが安心

A. まぐろ丼

【材料】
米230g（カップ1½）　水カップ1½　昆布1枚　すし酢｛酢大さじ2½　砂糖大さじ1½　塩小さじ½｝　まぐろ160g　青じそ4枚　おろししょうが・刻みのり・しょうゆ各少々

【作り方】
1 米は炊く30分前に洗ってざるに上げておき、分量の水と昆布を入れて炊飯器で炊く。
2 すし酢を作る。鍋に酢、砂糖、塩を入れて中火にかけ、沸騰直前に火を止める。
3 ①のご飯を飯台にあけ、②のすし酢を全体に回しかけて手早く切るように混ぜる。うちわであおいでご飯をさましながら混ぜ、全体になじませる。
4 まぐろは5mm厚さに切る。
5 青じそは、2枚をせん切りにする。
6 ③のすし飯を丼に盛って青じその葉1枚をのせ、④のまぐろを形よく盛り、⑤の青じそのせん切りとしょうがをのせ、刻みのりを散らす。好みで、まぐろにしょうがじょうゆをつけていただく。

＊栄養量(1人分)／エネルギー379kcal
たんぱく質27.1g　脂質1.9g　食物繊維0.7g

Point ワンポイントアドバイス

生魚は火を加えたものに比べて雑菌が多いので、体調の悪いときは控えたい食品です。まぐろの刺身を漬け汁（しょうが汁小さじ1/2、みりん・しょうゆ各大さじ1）に5分ほど漬けてから白いご飯にのせる「づけ丼」も簡単でおいしい。

ごぼうを大根に変えてもシャッキリ感は同じ。おべんとうにも。

B. 大根とにんじんのきんぴら

【材料】
大根70g　にんじん70g　ごま油小さじ1　しょうゆ小さじ2　砂糖小さじ2　酒大さじ1

【作り方】
1 大根、にんじんは皮をむき、それぞれ2～3mm角の棒状に切る。
2 鍋にごま油を熱して①の野菜を炒め、しょうゆ、砂糖、酒を加えて汁けがなくなるまで炒りつける。

＊栄養量(1人分)／エネルギー58kcal
たんぱく質1.2g　脂質2.1g　食物繊維1.2g

麩には消化のよい植物性たんぱく質が豊富。煮物や鍋物にも使えます

C. お麩と三つ葉の澄まし汁

【材料】
庄内麩3g　三つ葉10g　煮汁｛出し汁カップ1¾　薄口しょうゆ小さじ1　塩小さじ⅓｝

【作り方】
1 庄内麩は水でもどし、水けを絞る。
2 三つ葉は1～2cm長さに切る。
3 鍋に出し汁を煮立てて薄口しょうゆ、塩で味をととのえ、火を止める直前に②の三つ葉を散らす。
4 ①の麩を椀に入れ、③の熱い汁を注ぐ。

＊栄養量(1人分)／エネルギー8kcal
たんぱく質0.7g　脂質0g　食物繊維0.3g

◎栄養量(1人・1食分)／エネルギー445kcal
たんぱく質29.0g　脂質4.0g　食物繊維2.2g

作ってみたら…▶食べてみたら

●家族そろっておすしが大好物ですが、私のためにがまんすることも多く、すまない気持でいました。でも、体調も安定してきたので、まぐろ丼を作ったところ、おいしさに感激。まぐろの赤身のさくを買ってきて家で作れば、お店の丼よりもたっぷりのせられるし、経済的。家族はわさびじょうゆ、私はしょうがじょうゆでいただきましたが、しょうがもさっぱりしておいしいですね。[K.M.]

A
B
C
D

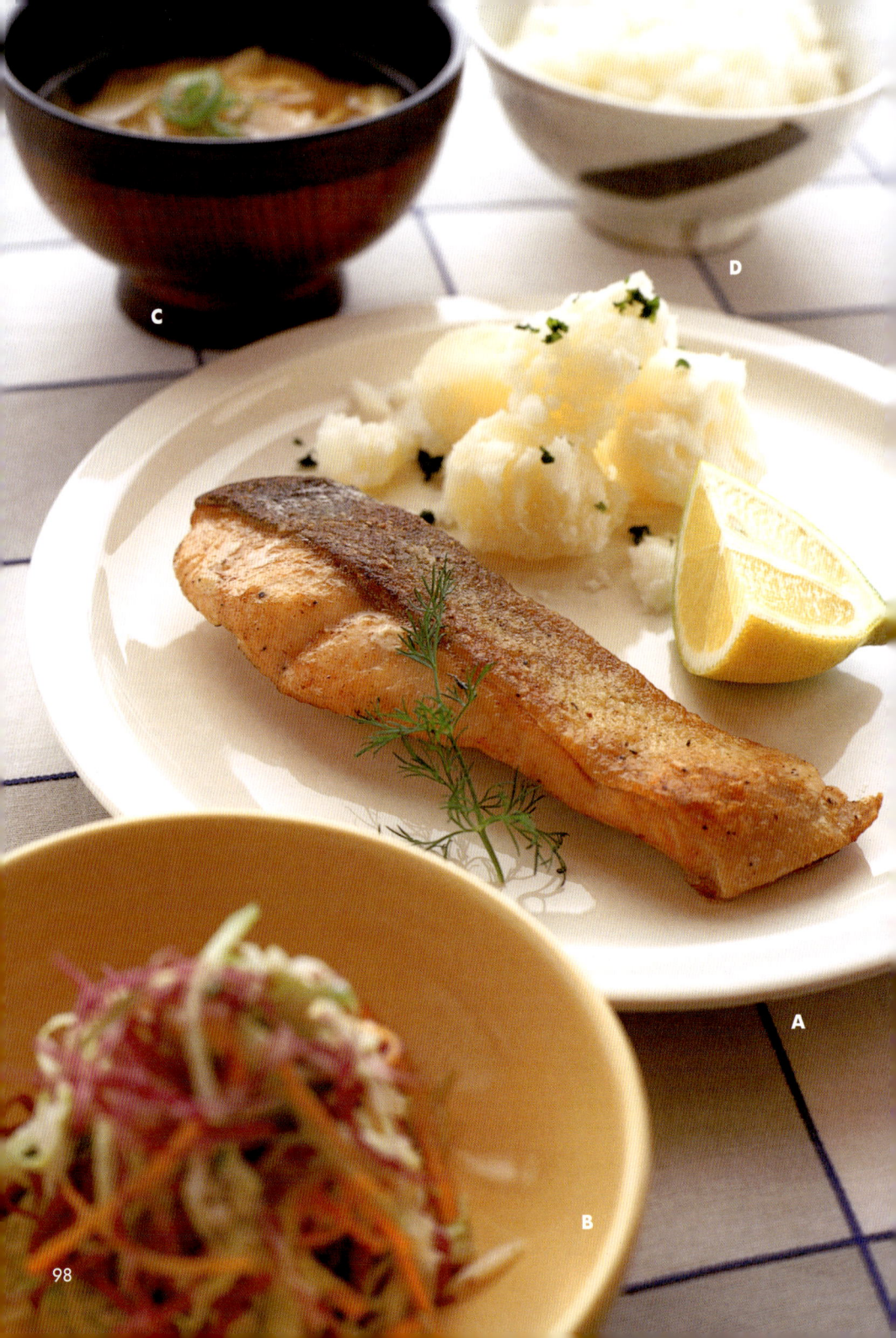

夕食（洋風）

生ざけのムニエルやせん切りキャベツのサラダは洋風のおかずですが、ご飯とみそ汁に組み合わせても、不思議とよく合います。ムニエルは魚の種類を変えて応用できる便利なメニューです。

＊材料はすべて2人分です。

脂ののったさけなら、少量のバターで風味づけするだけで濃厚な味わいに

A. さけのムニエル 粉ふき芋添え

【材料】
生ざけ2切れ(70g×2)｛塩・こしょう各少々 小麦粉適宜｝ バター5g 粉ふき芋｛じゃが芋80g 塩・こしょう各少々 パセリのみじん切り少々｝ レモン20g ディル適宜

【作り方】
1 さけは塩、こしょうをして10分ほどおき、水けをふいて小麦粉をまぶし、余分な粉を落とす。
2 フッ素樹脂加工のフライパンにバターを溶かし、①のさけを皮のほう(盛りつけで上になる側)から弱火でこんがり焼き、裏返して同様に焼く。
3 じゃが芋は皮をむいて八等分にし、塩少々を加えた湯でゆでる。柔らかくなったらゆで汁を捨てて水けをとばし、粉ふき芋を作る。
4 ②のさけのムニエルと③の粉ふき芋を器に盛り、パセリをふり、レモンを添える。あればお好みでディルを添える。

＊栄養量(1人分)／エネルギー184kcal
たんぱく質15.7g　脂質8.2g　食物繊維1.0g

Point ワンポイントアドバイス

ムニエルは、あじ、いわし、さばなどの青背魚や、すずき、鯛などの白身魚など、ほとんどの魚でおいしく作れます。EPAやDHAが豊富に含まれる旬の魚を、手軽でおいしい調理法で積極的に食べるようにしましょう。

キャベツに、にんじんやきゅうりも加えた栄養バランスのいいサラダ

B. コールスローサラダ

【材料】
キャベツ60g 紫キャベツ10g にんじん10g きゅうり30g ドレッシング｛プレーンヨーグルト小さじ4 塩・こしょう各少々｝

【作り方】
1 キャベツ、紫キャベツは細いせん切りにする。にんじん、きゅうりはそれぞれ皮をむき、細いせん切りにする。
2 ヨーグルトに塩、こしょうを加えて混ぜる。
3 ボウルに①の野菜を入れて混ぜ、②のドレッシングを加えて全体をあえ、器に盛る。

＊栄養量(1人分)／エネルギー19kcal
たんぱく質1.1g　脂質0.3g　食物繊維0.8g

相性のいいコンビのみそ汁。油揚げは油抜きをし、大根は細めに切って

C. 大根と油揚げのみそ汁

【材料】
大根40g 油揚げ5g 出し汁｛水カップ2 煮干し粉末小さじ1 かつお節粉末小さじ1 昆布茶小さじ1｝ みそ30g 長ねぎの小口切り適宜

【作り方】
1 油揚げは熱湯でゆでて油抜きし、3mm幅に切る。大根は3mm角の棒状に切る。
2 鍋に出し汁用の水と煮干し粉末を煮立て、かつお節粉末と昆布茶、①の大根、油揚げを入れて煮る。大根が柔らかくなったらみそを溶き入れ、沸騰直前で火を止めて長ねぎを散らす。

＊栄養量(1人分)／エネルギー51kcal
たんぱく質4.3g　脂質1.7g　食物繊維1.1g

D. ご飯 (330g)

＊栄養量(1人分)／エネルギー244kcal
たんぱく質4.3g　脂質0.8g　食物繊維0.7g

作ってみたら…▶食べてみたら

●一年中作れる献立で、家族みんなで食べられるのがいいですね。ムニエルは皮を焦がしてしまったので皮を除いて食べましたが、充分香ばしく、レモンの酸味がさわやか。コールスローのヨーグルトドレッシングはマイルドなおいしさで、ヨーグルトの新しい使い方を発見した気分です。[S.T.]

◎栄養量(1人・1食分)／エネルギー498kcal
たんぱく質25.4g　脂質11.0g　食物繊維3.6g

A

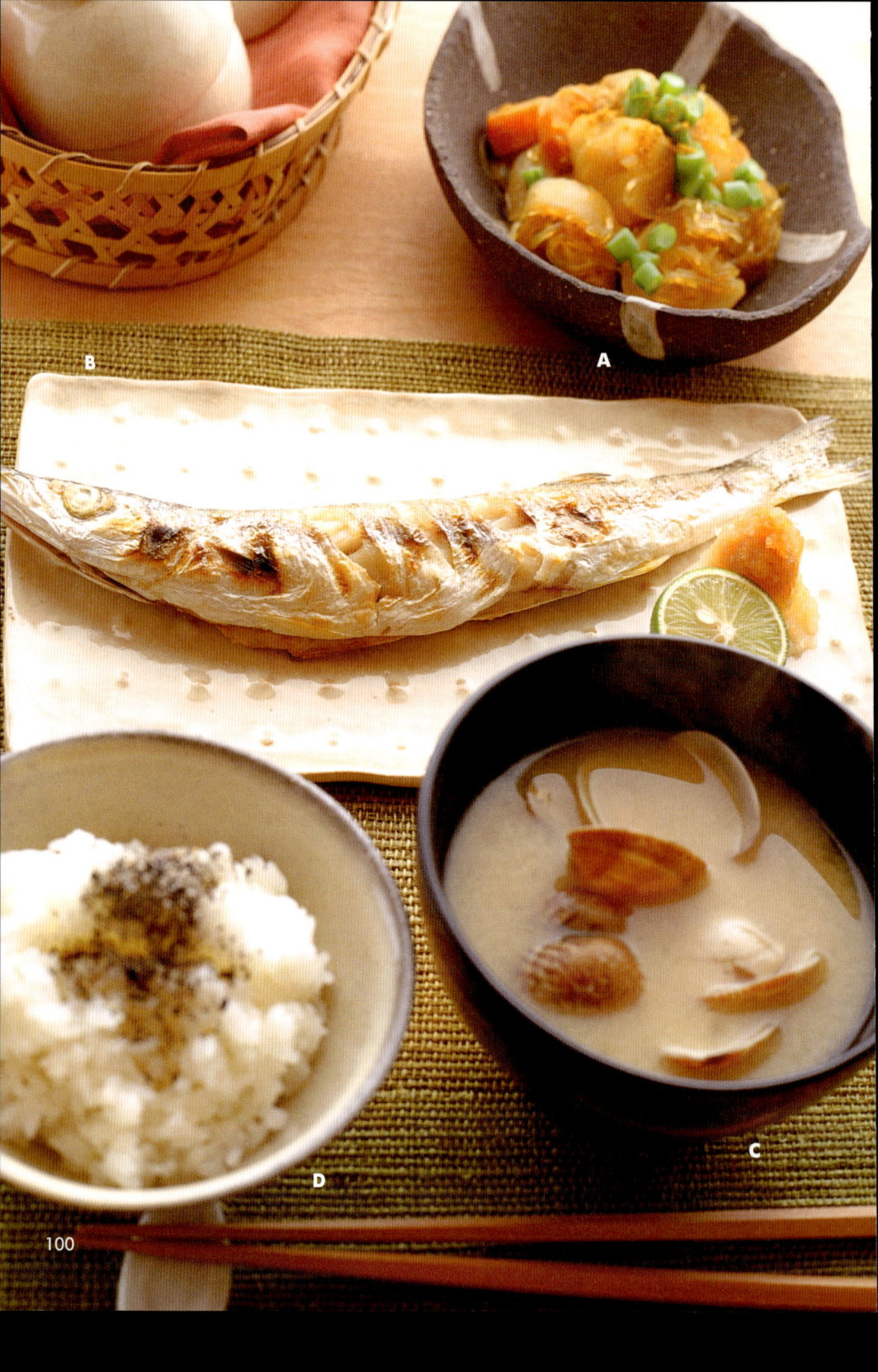

B

C

D

夕食(和風)

肉じゃがはカレー風味にするとボリューム感が増し、ご飯がすすみます。かますは白身魚の中ではほどよく脂がのっていて、焼き魚にすると香ばしさがアップ。ご飯にプラスのごまやみそ汁でミネラルの補給も充分です。

＊材料はすべて2人分です。

肉はささみでもカレーの風味でこくが増し、食欲をそそります

A. カレー肉じゃが

【材料】
じゃが芋100g　にんじん30g　玉ねぎ50g　いんげん20g　鶏ささみ40g　緑豆春雨10g　煮汁｛出し汁カップ½　砂糖小さじ2　酒小さじ1　しょうゆ小さじ2　カレー粉小さじ1｝

【作り方】
1 じゃが芋、にんじんは皮をむき、それぞれ大きめの一口大に切る。玉ねぎはくし形切りにする。ささみは筋を取り、そぎ切りにする。春雨は熱湯につけてもどし、5cm長さに切る。
2 いんげんは完全に筋を取り、塩を加えた熱湯でゆでて5mm長さに切る。
3 鍋に①のじゃが芋、にんじん、玉ねぎ、出し汁、砂糖、酒を入れて強火にかけ、煮立ったら火を弱めて煮る。野菜が柔らかくなったら、カレー粉をしょうゆで溶いて加え、①のささみと春雨を加えて、さらに弱火で10分ほど煮る。途中で鍋の中身を返し、全体に味がしみ込むようにして煮る。
4 器に盛り、②のいんげんを散らす。

＊栄養量(1人分)／エネルギー111kcal
たんぱく質7.0g　脂質0.3g　食物繊維1.6g

Point ワンポイントアドバイス

カレー粉は刺激の強い食品ですが、寛解期に少量使用するなら問題ないでしょう。カレー粉は肉じゃがのほか、ムニエルの小麦粉に混ぜたり、ドレッシングや炒め物に加えるなどして、風味を楽しんでみてはいかがでしょう。なお、緑豆春雨は煮くずれしにくいので、白滝の代用として煮物や鍋物に応用できます。

作ってみたら…▶食べてみたら

●少量のカレー粉で、ご飯によく合うボリューム感たっぷりのひと味違う肉じゃがになったのにはびっくり。これなら牛肉を使わなくても充分おいしいし、家族にも好評。わが家の定番になりそうです。[A.W.]

すずき、甘鯛、あじ、いわし、さばなど、旬の好みの魚でどうぞ

B. 季節の魚の塩焼き 大根おろし添え

【材料】
季節の魚(かます)2尾(70g×2)　塩適宜　大根80g　しょうゆ少々　柑橘類(すだちなど)1個

【作り方】
1 かますは腹に包丁を入れて内臓を出し、サッと水洗いする。水けをふいて皮に2〜3本の切れ目を入れ、塩をふり、充分熱した焼き網にのせて両面を焼く。
2 大根は皮をむいておろし器ですりおろし、軽く水けをきる。すだちは半分に切る。
3 魚を器に盛り、大根おろしとすだちを添え、大根おろしにしょうゆをたらす。

＊栄養量(1人分)／エネルギー98kcal
たんぱく質13.7g　脂質3.4g　食物繊維0.5g

あさりは殻が開いたらすぐに火を止めると、身が柔らかく仕上がります

C. あさりのみそ汁

【材料】
あさり10〜12個　水カップ2　みそ30g

【作り方】
1 あさりは薄い塩水につけて砂をはかせ、殻をこすり合わせるようにして水洗いする。
2 鍋に水を煮立てて①のあさりを入れ、殻が開いたらみそを加え、再び煮立つ直前で火を止める。

＊栄養量(1人分)／エネルギー37kcal
たんぱく質3.2g　脂質1.1g　食物繊維0.7g

D. ご飯(330g・黒すりごま5g)

＊栄養量(1人分)／エネルギー259kcal
たんぱく質4.8g　脂質2.2g　食物繊維0.7g

◎栄養量(1人・1食分)／エネルギー505kcal
たんぱく質28.7g　脂質7.0g　食物繊維3.5g

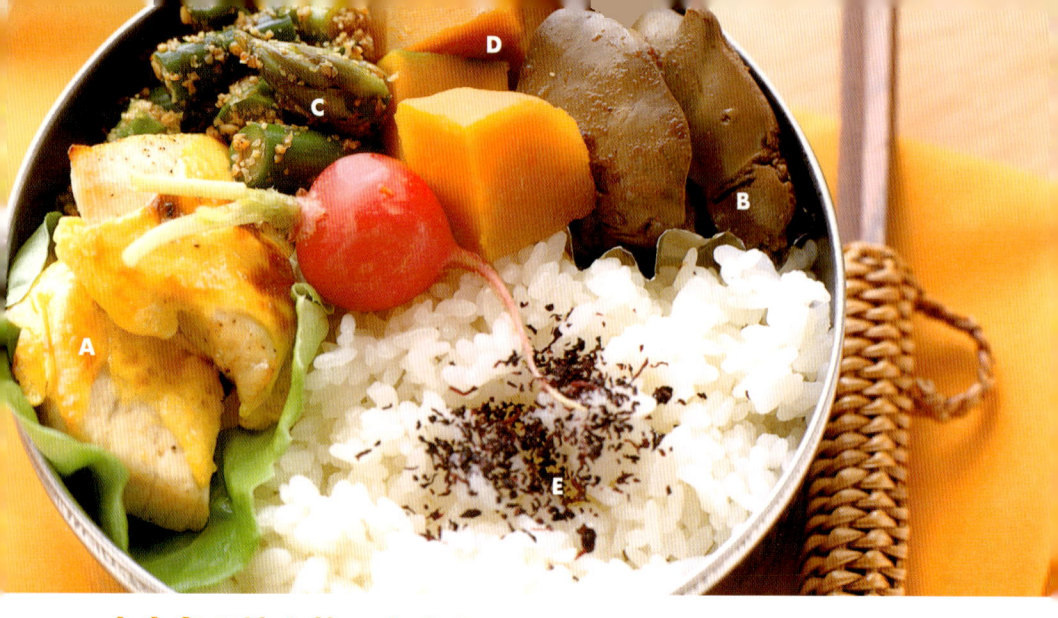

白身魚の焼き物べんとう
電子レンジやトースターでスピーディーに作る

卵黄とマヨネーズのソースが美味
A. 白身魚のオランデーズソース焼き

【材料】(1人分)　白身魚60g　塩・こしょう各少々　ソース｛マヨネーズ(カロリー1/2)小さじ1　卵黄1/4個分｝　サラダ菜1枚
【作り方】1 白身魚は食べやすい大きさに切り、軽く塩、こしょうをふって下味をつける。
2 1/2マヨネーズと卵黄を混ぜ合わせる。
3 ①の魚をオーブンシートかアルミ箔にのせ、オーブントースターで軽く火が通る程度に焼く。魚を取り出して②のソースを魚の上に塗り、再びトースターに戻す。ソースに少し焦げ色がつく程度に焼いて冷まし、サラダ菜にのせて詰める。

作りおきしておくと便利
B. 鶏レバーのソースマリネ

【材料】(1人分)　鶏レバー40g　ウスターソース8cc
【作り方】1 鶏レバーは一口大に切って流水で洗い、熱湯でサッとゆでてざるに上げ、流水でもう一度洗う。鍋に新しく熱湯を沸かし、レバーをもう一度ゆでて火を通し、ざるに上げて水けをきる。
2 ウスターソースは密閉容器に入れておき、①のレバーを熱いうちに漬け込む。このまま密閉して冷蔵庫で一昼夜おき、味をなじませる。

ほうれんそうの葉でも応用できる
C. グリーンアスパラのごまあえ

【材料】(1人分)　グリーンアスパラ20g　白すりごま小さじ1/2　しょうゆ小さじ1/2
【作り方】1 アスパラは下半分くらいの固いところは皮むき器で薄皮をむき、3cm長さに切って熱湯で柔らかくゆで、冷水にとって冷ます。
2 アスパラの水けをきってボウルに入れ、すりごま、しょうゆを加え混ぜて全体をあえる。

電子レンジ利用なら3分で完成
D. かぼちゃの煮物 ラディッシュ添え

【材料】(1人分)　かぼちゃ30g　砂糖小さじ1　しょうゆ小さじ1　ラディッシュ1個
【作り方】1 かぼちゃは3cm角に切って皮を除き、ラップに包んで電子レンジで約1分加熱する。
2 耐熱容器に①のかぼちゃを入れて砂糖、しょうゆをまぶし、ラップをかけて電子レンジで約40秒加熱する。生のラディッシュを添えて。

E. ご飯 (165g・ゆかり少々)

Point ワンポイントアドバイス
アスパラやかぼちゃは、皮をむいて使うと食物繊維の摂取を抑えることができます。

◎栄養量(1人・1食分)／エネルギー424kcal
たんぱく質24.3g　脂質5.9g　食物繊維2.1g

つくね焼きべんとう

焼き物、煮物にデザートつきのバランスべんとう

冷めてもふわっと柔らかい食感
A. はんぺん入りつくね焼き

【材料】(1人分)　鶏ささみひき肉40g　はんぺん15g　玉ねぎ15g　塩・こしょう各少々　酒小さじ½　片栗粉小さじ½　ごま油小さじ½　のり(2cm角)4枚　サラダ油小さじ½

【作り方】**1** 玉ねぎはみじん切りにして耐熱容器に入れ、ラップなしで電子レンジで約1分加熱。
2 ひき肉は冷蔵庫から出し、冷たいうちによく練る(冷たいと塩を加えなくても粘りが出る)。
3 ②にはんぺんを手でつぶして加え、塩、こしょう、酒、片栗粉、ごま油を加えよく練り混ぜる。
4 ③に①の玉ねぎを加えて混ぜ、四等分にして丸く形作り、片面にのりをはる。
5 フッ素樹脂加工のフライパンにサラダ油を熱し、④のつくねを入れて両面をこんがり焼く。

肉なしでもちくわ入りでこくがある
B. 筑前煮

【材料】(1人分)　里芋30g　にんじん10g　ちくわ15g　うずら卵(水煮缶)1個　絹さや1～2枚　煮汁｛出し汁カップ1　砂糖小さじ1　みりん小さじ1　しょうゆ小さじ1｝

【作り方】**1** 里芋、にんじんは皮をむき、ちくわとともに小さめの乱切りにする。絹さやは筋を取って塩ゆでし、1cm長さに切る。うずら卵も用意。
2 鍋に①の里芋、にんじん、出し汁、砂糖、みりんを入れ、柔らかくなるまで煮る。野菜に火が通ったら①のちくわ、うずら卵、しょうゆを加え、さらに弱火で3～4分煮て、①の絹さやを散らす。

食後にうれしい甘みと酸味を
C. 栗の甘露煮とりんご

【材料】(1人分)　栗(甘露煮)10g　りんご20g
【作り方】**1** 栗は汁けをふき、半分に切る。
2 りんごはうさぎ形に切り、塩水にくぐらせる。

D. ご飯 (165g・しば漬け15g)

Point ワンポイントアドバイス

つくねは、しょうゆ、砂糖、みりんを合わせた甘辛いたれをからめて照り焼き風にしたり、ピーマンに詰めて肉詰め風にしてもおいしい。また、つくね鍋の材料としても利用できます。

◎栄養量(1人・1食分)／エネルギー475kcal
たんぱく質21.0g　脂質6.7g　食物繊維2.6g

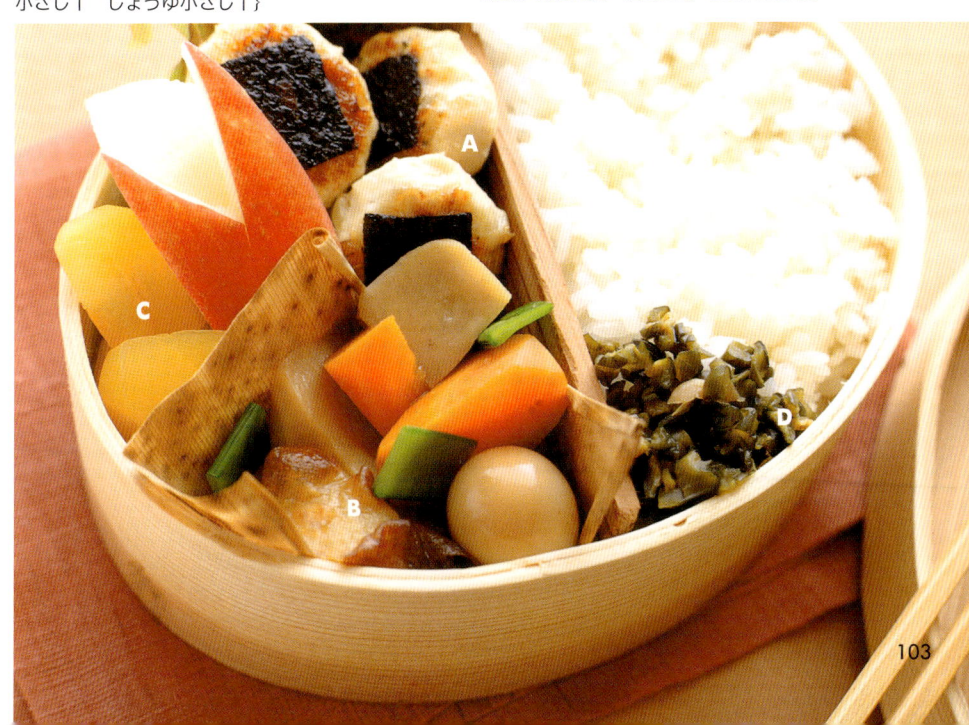

献立の立て方の注意

体調や嗜好、栄養のバランスなどを考慮しながら毎日の献立を考えるのは、本当に大変なことです。

献立を立てるときに、最初に決めるのがまず主食です。ご飯にするのか、麺かパンか。この主食は文字通り主な食事ということで、食事で最も重きを置いてほしい食品です。

次に主菜（たんぱく質）を決めます。魚、豆腐、卵、肉の中からクローン病の患者さんでは1食につき1品、潰瘍性大腸炎の患者さんの場合では、1食につき1～2品を選びます。たんぱく質が食卓にたくさん並ぶと豪華で、また栄養になりそうな感じがしますが、実際にはそんなに多くのたんぱく質を摂る必要はありません。十分なエネルギーを摂っていれば体内でたんぱく質を作ることができるからです。

1日のうちで主菜のたんぱく源がダブらないようにするのが理想です。

主食、主菜が決まれば、つぎは副菜です。副菜には汁物や野菜・芋類を組み入れます。そして副菜でビタミンやミネラルを補給します。

油はどの料理にも使用するのではなく、1品に重点的に使用するようにしましょう。

なお、塩分の極端な制限は必要ありません。

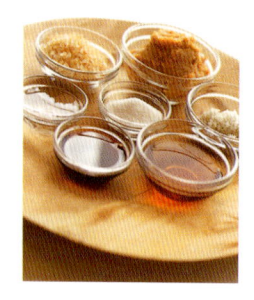

基本調味料について

砂糖・塩などの基本的な調味料は、できるだけ精製されていないものを使用しましょう。白く精製する際（上白糖、精製塩など）に、砂糖ではカリウムやカルシウム、鉄、亜鉛などのミネラルが、塩ではヨード、マグネシウム、マンガンなどのミネラルが除かれてしまっているからです。また、旨味成分も少なくなっています。砂糖や塩に少しこだわるだけで料理の味がいつもよりおいしくなり、上記のようなミネラル類がいつの間にか摂れるわけです。

症状が悪いときの食事 5

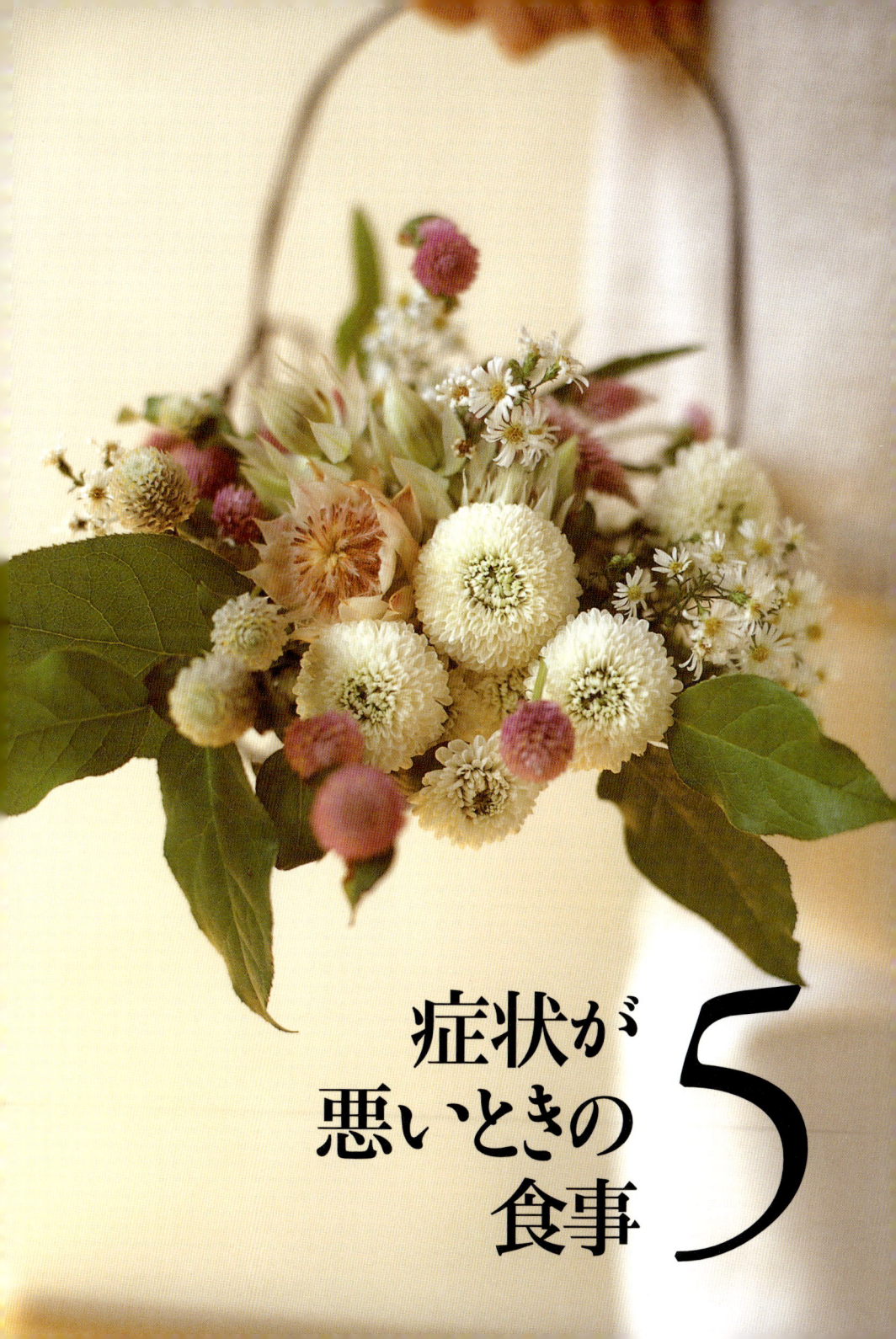

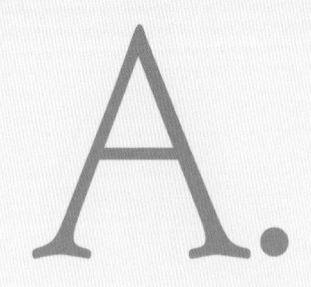

A.
体調がすぐれないときには

低脂肪・低刺激食を基本に症状に応じ内容や量を調整

　体調がすぐれないときは、低脂肪・低刺激で消化吸収のよい食事を摂る必要があります。食事の成分が原因で下痢、腹痛、腹部膨満感を生じることもあるので、食事内容と食後の症状を普段から記録しておくと、自分に合わない食品や食事がわかってきます。

　クローン病の患者さんは成分栄養剤の量を増やし、食事量を減らすのが最も安全な方法。時には2～3日絶食して、成分栄養剤のみで様子をみてもよいでしょう。腸管を安静にすることが大切なので、刺激となる脂肪、非水溶性食物繊維を制限することが必要になります。

　潰瘍性大腸炎の患者さんは食事の影響は少ないといわれていますが、腸管の安静を保つために、脂肪と非水溶性食物繊維を制限すると安心です。

　腸管に狭窄がある患者さんは、フードブロッケージ（食物が腸管の狭いところに詰まること）にならないような注意が必要です。口側の拡張を伴うような狭窄では、固形物は摂らないようにし、経腸栄養剤と流動食のみとします。それ以外の狭窄では、1回の食事量を制限し、非水溶性食物繊維と消化の悪いたんぱく質も制限します。なお水分とカリウムの摂取が少ないとリスクが高くなるので注意しましょう。

おなかにやさしい、消化吸収の
よい具を選んで作ります

ささみとはんぺんの茶碗蒸し

【材料】(2人分)
卵汁{卵1½個(80g) 出し汁カップ1¼ 酒小さじ2 塩小さじ⅙ 薄口しょうゆ小さじ1} 鶏ささみ30g はんぺん15g 三つ葉少々

【作り方】
1 鍋に出し汁を入れて煮立て、酒、塩、薄口しょうゆを加えて、さます。
2 ささみは筋を取ってそぎ切りにする。はんぺんは1cm角に切り、三つ葉は1～2cm長さに切る。
3 卵は泡立てないように溶きほぐし、①の煮汁に加え混ぜて、こし器を通す。
4 蒸し茶碗に②のささみ、はんぺんを入れ、③の卵汁を注いで三つ葉をのせる。
5 蒸気の上がった蒸し器に④の茶碗を入れ、乾いたふきんをかけてふたをし、強火で2分蒸す。表面が白っぽくなったら弱火にして12～13分蒸し、中央に竹串を刺してみて澄んだ汁が出てきたら火からおろす。

＊栄養量(1人分)
エネルギー94kcal たんぱく質9.4g
脂質4.6g 食物繊維0.1g

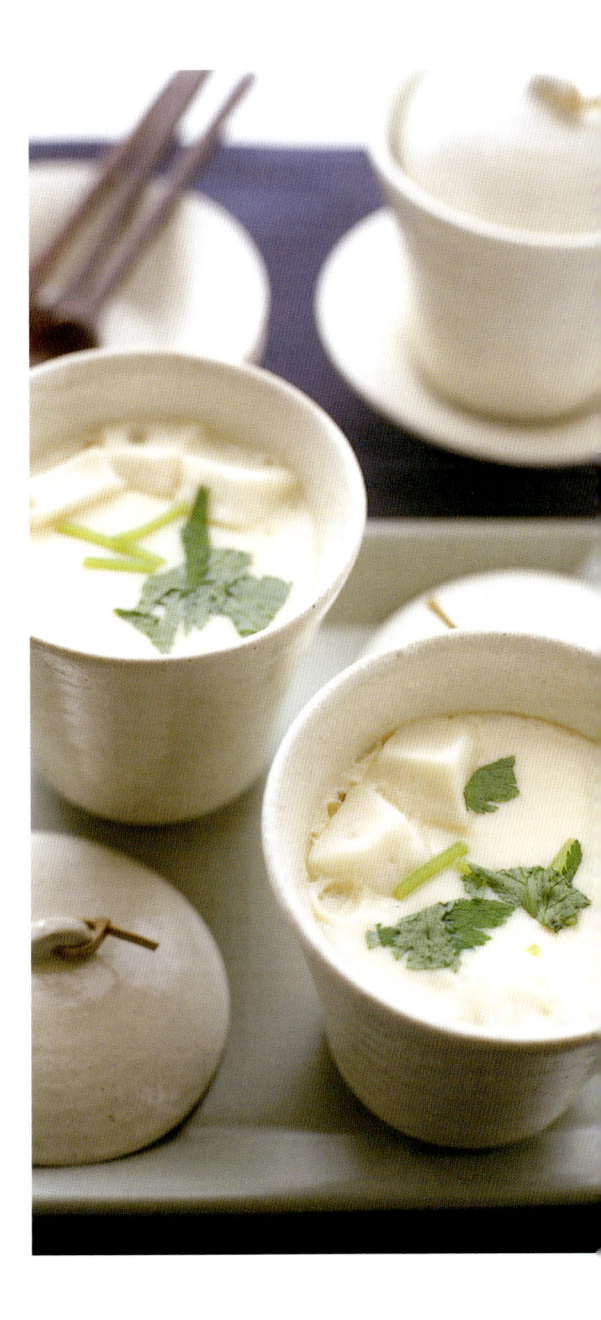

Point ワンポイントアドバイス

茶碗蒸しは卵と出し汁の割合が1対3ですが、1対2～2.5ぐらいにして流し缶に入れて蒸すと卵豆腐になります。また、茶碗蒸しの具に、ゆでたうどんを入れた小田巻き蒸しは、軽い食事代わりになります。

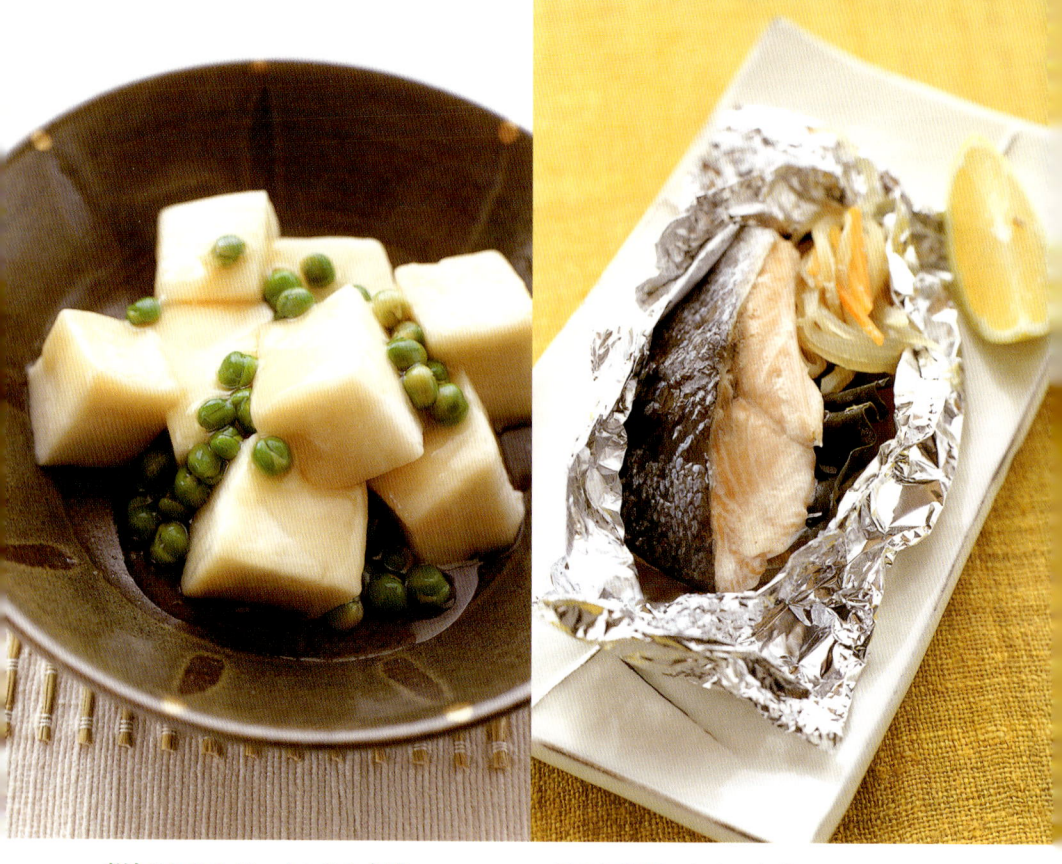

煮汁のとろみがマイルドな食感
はんぺんのふわふわ煮

【材料】(2人分) はんぺん80g 煮汁{出し汁カップ½ 薄口しょうゆ小さじ1 みりん小さじ1} 片栗粉小さじ1 グリンピース(冷凍)少々

【作り方】 **1** はんぺんは1cm角に切る。グリンピースは解凍し、皮をむく。
2 鍋に煮汁の材料を入れて煮立て、①のはんぺんを加えてふっくらふくらむまで煮る。
3 片栗粉を倍量の水で溶いて煮汁に加え、とろみをつける。最後に①のグリンピースを入れる。

＊栄養量(1人分)／エネルギー51kcal
たんぱく質4.4g 脂質0.1g 食物繊維0.2g

Point ワンポイントアドバイス
　はんぺんは白身魚のすり身に山芋を加えて練り上げた、消化のよい練り製品。そのまま焼いてしょうゆをつけたり、卵黄を塗って黄身焼きにしたりと、いろいろ応用がききます。

昆布と野菜のうまみを移して
さけのホイル焼き

【材料】(2人分) 生ざけ2切れ(60g×2) 玉ねぎ30g にんじん10g 昆布2枚(5cm角) 塩・こしょう各少々 酒大さじ2 柑橘類(レモンなど)½個

【作り方】 **1** さけはサッと水洗いし、水けをふく。
2 玉ねぎは薄切り、にんじんは皮をむいてせん切りにする。昆布は固く絞ったふきんで軽くふく。
3 アルミホイルは20cm幅のものを2枚用意し、昆布各1枚ずつを敷いて②の野菜、①のさけを半量ずつのせ、塩、こしょう、酒を半量ずつふる。
4 アルミホイルの口を閉じてオーブントースターで5～6分蒸し焼きにし、レモンなどを絞る。

＊栄養量(1人分)／エネルギー113kcal
たんぱく質12.7g 脂質5.0g 食物繊維0.3g

Point ワンポイントアドバイス
　昆布は魚にうまみを移す出し代わりなので、食べないようにしてください。さけの代わりに、たらなどの白身魚、鶏ささみでも応用できます。

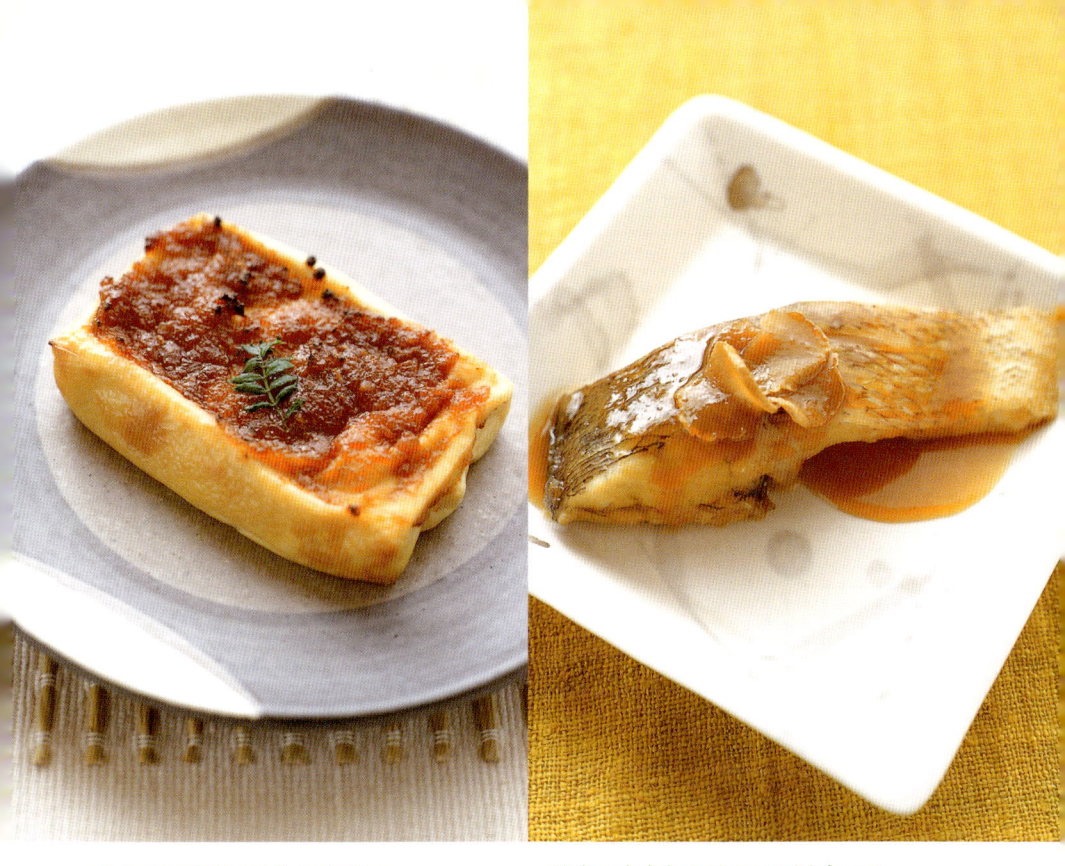

こんがり焦げたみそが香ばしい
豆腐の田楽

【材料】(2人分) 木綿豆腐150g(½丁)　練りみそ{みそ大さじ2　みりん大さじ1　砂糖小さじ1　酒大さじ1　出し汁大さじ1}　木の芽少々

【作り方】**1** 豆腐は厚みを半分に切り、ペーパータオルに包んで1時間ほどおき、水きりをする。
2 鍋に練りみその材料を入れて中火にかけ、木べらで混ぜながらつやよく練り上げる(木べらを動かした時に鍋底が見えるくらいの濃度が目安)。
3 オーブントースターの受け皿にアルミホイルを敷き、①の豆腐を並べて素焼きにする。ときどき返しながら、こんがり焼き色がつく程度に焼く。
4 ③の豆腐に②の練りみそを塗り、みそが少し焦げるまで焼く。器に盛り、木の芽を飾る。

＊栄養量(1人分)／エネルギー128kcal
たんぱく質7.4g　脂質4.9g　食物繊維1.2g

Point ワンポイントアドバイス
この練りみそは、ふろふき大根や蒸した里芋の田楽みそとしても利用できます。

淡白な白身魚を甘みそで風味づけ
白身魚のみそ煮

【材料】(2人分) 白身魚2切れ(60g×2)　しょうが適宜　煮汁{酒カップ¼　みりん大さじ2　水カップ1　砂糖大さじ1　みそ大さじ2}

【作り方】**1** 白身魚はサッと水洗いし、水けをふく。しょうがは薄切りにする。
2 鍋に酒、みりんを入れて強火で煮立て、アルコール分を飛ばしてから水、砂糖を加え、みそを溶かし入れて、①のしょうがを加える。
3 煮汁が煮立ったら①の魚を入れ、再び煮立ったら火を弱めて、煮汁をかけながら4〜5分煮る。

＊栄養量(1人分)／エネルギー164kcal
たんぱく質11.9g　脂質1.3g　食物繊維1.0g

Point ワンポイントアドバイス
魚にはEPAやDHAなど、炎症を抑えるといわれている脂が含まれています。ただし、状態の悪いときには魚の脂も刺激となりやすいので、なるべく脂の少ない白身魚を選ぶと安心です。

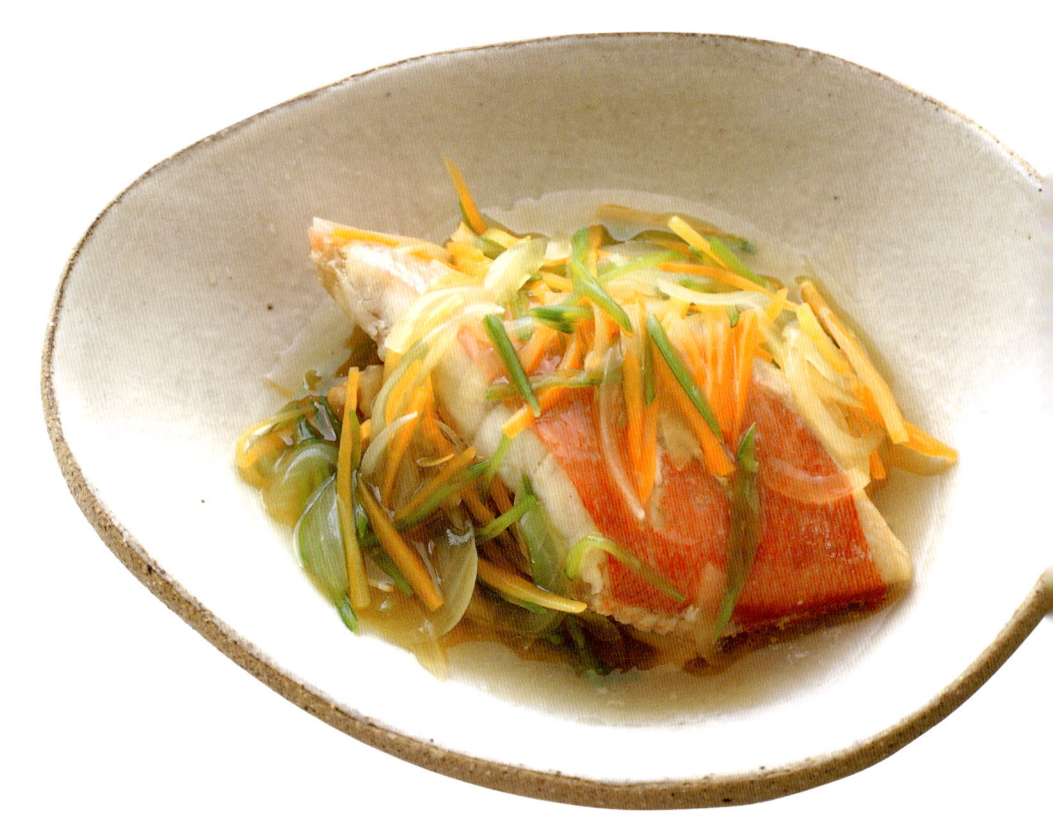

魚は電子レンジで手早く酒蒸し。野菜あんの彩りが食欲をそそります

蒸し魚のあんかけ

【材料】(2人分)
白身魚2切れ(60g×2) 塩・酒各少々 にんじん15g 玉ねぎ30g 絹さや10g とろみあん｛出し汁カップ1/2 薄口しょうゆ小さじ1 塩小さじ1/6 みりん小さじ1 片栗粉小さじ1｝

【作り方】
1 白身魚はサッと洗って耐熱皿に入れ、塩、酒をふり、ラップをして電子レンジで約2分加熱する。
2 玉ねぎは薄切りにし、にんじんは皮をむいて3〜4cm長さのせん切りにする。
3 絹さやは筋を取ってサッとゆで、細く切る。
4 鍋に出し汁を煮立て、②の玉ねぎ、にんじんを入れて煮る。柔らかくなったら薄口しょうゆ、塩、みりんを加えて少し煮、片栗粉を倍量の水で溶いて加え、最後に③の絹さやを入れて火を止める。
5 器に①の魚を盛り、④の野菜あんをかける。

＊栄養量(1人分)／エネルギー98kcal
たんぱく質11.5g 脂質2.6g 食物繊維0.5g

Point ワンポイントアドバイス
白身魚の代わりに豆腐を薄味で煮て火を通し、蒸し魚のあんかけと同じ野菜入りのとろみあんをかけても、おいしくいただけます。

Point ワンポイントアドバイス
▶豆腐の代わりに水でもどした高野豆腐、じゃが芋、はんぺん、皮をむいたなすなどを2cm角に切り、同様に卵とじにしてもよいでしょう。

大根は消化を助け、味も引き立てます
白身魚のおろし煮

【材料】(2人分)
白身魚2切れ(60g×2)　大根80g　煮汁〔酒大さじ3　みりん大さじ1½　水カップ½　しょうゆ大さじ1½　砂糖大さじ1½〕万能ねぎの小口切り少々

【作り方】
1 白身魚はサッと水洗いし、水けをふく。
2 大根はすりおろし、軽く水けをきる。
3 鍋に酒、みりんを入れて強火で煮立て、アルコール分を飛ばしてから水、しょうゆ、砂糖を加える。煮汁が煮立ったら①の魚を並べて入れ、再び煮立ったら火を弱めて、ときどき煮汁をかけながら4～5分煮る。
4 魚を器に盛り、煮汁に②の大根おろしを入れ、再び煮立ったら火を止める。魚に大根おろしをのせて煮汁をかけ、万能ねぎを散らす。

＊栄養量(1人分)／エネルギー140kcal
たんぱく質10.9g　脂質0.2g　食物繊維0.6g

Point ワンポイントアドバイス
大根にはアミラーゼという、でんぷん消化酵素が含まれています。ご飯やおかゆなど、でんぷん質の多い食品と大根おろしをいっしょに食べると、消化を助けてくれます。

卵は消化のよい半熟状に仕上げて
豆腐と野菜の卵とじ

【材料】(2人分)
絹ごし豆腐100g(⅓丁)　にんじん20g　ほうれんそう20g　卵1個　煮汁〔出し汁カップ½　砂糖小さじ2　薄口しょうゆ小さじ2〕

【作り方】
1 にんじんは皮をむいて短冊切りにする。ほうれんそうはサッとゆでて水にとり、水けを絞って3cm長さに切る。豆腐は2～3cm角に切る。
2 鍋に出し汁と①のにんじんを入れて柔らかく煮、砂糖、薄口しょうゆ、豆腐を加えて弱火で1～2分煮てから(火が強いとすが立つので注意する)、ほうれんそうを加える。
3 卵を溶きほぐして②の鍋に回し入れ、ひと煮立ちしたら火を止め、ふたをして約1分蒸らす。

＊栄養量(1人分)／エネルギー91kcal
たんぱく質6.3g　脂質4.5g　食物繊維0.8g

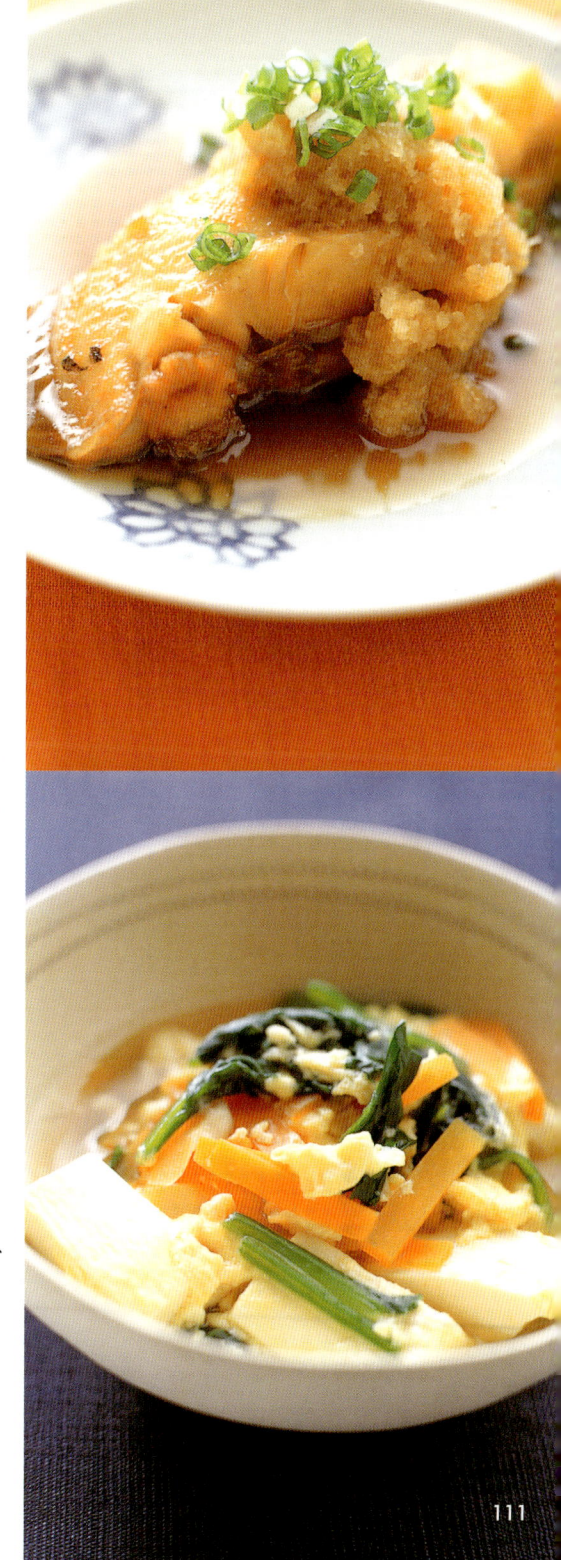

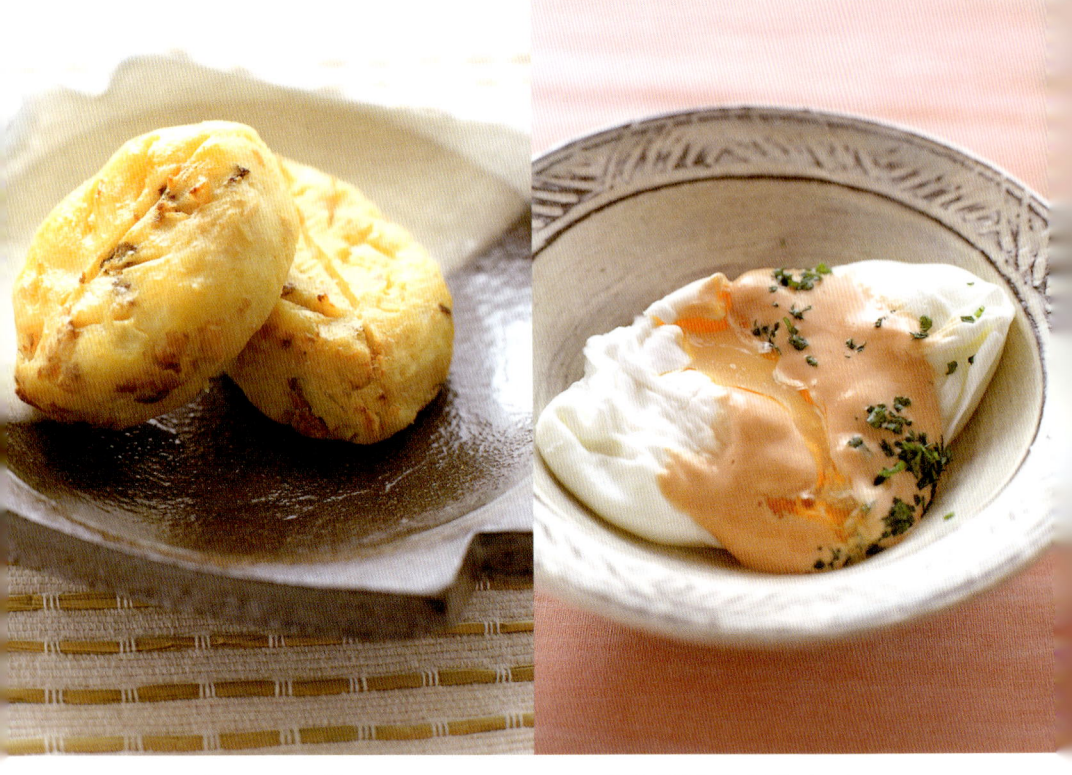

コロッケ種をこんがり焼いて
木の葉焼き

【材料】(2人分) じゃが芋100g 玉ねぎ20g さけ水煮缶詰30g 塩・こしょう各少々 卵黄適宜
【作り方】 1 じゃが芋は洗って皮つきのままラップに包み、電子レンジで約5分加熱する。熱いうちに皮をむき、ポテトマッシャーなどでつぶす。
2 玉ねぎはみじん切りにし、ラップに包んで電子レンジで約20秒加熱する。
3 さけの水煮は皮を取り除く。
4 じゃが芋、玉ねぎ、さけをボウルに入れて混ぜ合わせ、塩、こしょうで味をととのえる。
5 ④を2等分にして木の葉形にまとめ、竹串で葉脈の筋を入れて表面に卵黄を塗り、オーブントースターで軽く焦げ色がつく程度に焼く。

＊栄養量(1人分)／エネルギー78kcal
たんぱく質4.9g　脂質2.1g　食物繊維0.7g

Point ワンポイントアドバイス
　じゃが芋は水溶性食物繊維のペクチンやでんぷんが豊富。さっぱりしていて、体調が悪いときのエネルギー源としても食べやすい食品です。

ゆですぎず半熟仕上げにして
ポーチドエッグ

【材料】(2人分) 卵2個 ソース｛マヨネーズ(カロリー½)小さじ2 トマトケチャップ小さじ1｝ パセリのみじん切り少々
【作り方】 1 卵は使う30分前に冷蔵庫から出して室温にもどし、1個ずつ容器に割り入れる。
2 厚手の鍋に水カップ5(深さ5〜6cmになるように)を沸騰させ、塩小さじ1½、酢大さじ2を加える。火を弱め、湯が静かに煮立つ程度になったら①の卵1個を静かに入れ、卵白で卵黄を包み込むようにして箸で寄せながら、4〜5分ゆでる。
3 ②の卵をお玉ですくって水にとり、手で静かに取り出してペーパータオルにのせ、水けをふく。
4 もう1個の卵も同様にゆでて器に盛り、ソースの材料を混ぜ合わせてかけ、パセリをふる。

＊栄養量(1人分)／エネルギー97kcal
たんぱく質6.3g　脂質7.0g　食物繊維0g

Point ワンポイントアドバイス
　卵は半熟状がいちばん消化のよい状態。蒸し魚のあんかけに使用したとろみあん(P.110参照)をかけて、和風味にしてもよいでしょう。

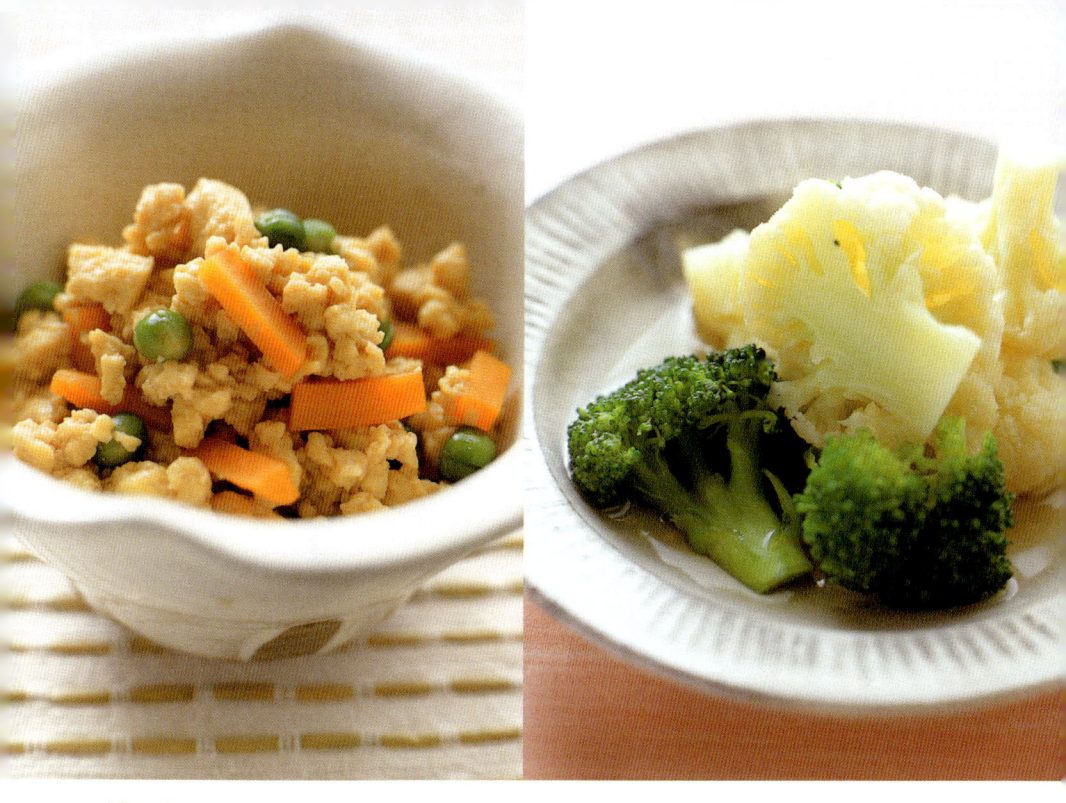

豆腐が肉のように充実した味わい
炒り豆腐

【材料】(2人分) 木綿豆腐150g(½丁)　にんじん15g　グリンピース(冷凍)少々　煮汁｛出し汁カップ¼　砂糖小さじ2　みりん大さじ1　しょうゆ小さじ2｝

【作り方】**1** 豆腐はペーパータオルかふきんに包んでまな板などで重石をする。そのまま20～30分おいて水きりをし、手で細かくほぐす。
2 にんじんは皮をむき、短い短冊切りにしてラップに包み、電子レンジで30秒加熱する。
3 グリンピースは解凍し、皮をむく。
4 鍋に出し汁、①の豆腐、②のにんじんを入れて中火で煮立て、砂糖、みりん、しょうゆを加え、火を弱めて煮汁がなくなるまで炒り煮にする。
5 火を止める直前に③のグリンピースを加える。

＊栄養量(1人分)／エネルギー98kcal
たんぱく質5.9g　脂質3.8g　食物繊維0.7g

Point ワンポイントアドバイス
豆腐は良質の植物性たんぱく源で、消化のよい食品。いろいろなメニューに使ってください。

煮るほどに野菜の甘みがきわ立つ
野菜の熟煮

【材料】(2人分) カリフラワー100g　ブロッコリー40g　煮汁｛出し汁80cc　薄口しょうゆ小さじ1　塩少々｝

【作り方】**1** カリフラワーとブロッコリーは花蕾のみを切り、塩少々を加えた熱湯でゆでる。
2 鍋に出し汁を煮立てて薄口しょうゆ、塩で味をととのえ、①の野菜を入れて柔らかくなるまで弱火でじっくり煮る。

＊栄養量(1人分)／エネルギー24kcal
たんぱく質3.1g　脂質0.1g　食物繊維2.3g

Point ワンポイントアドバイス
じゃが芋、里芋、大根、かぶ、とうがん、かぼちゃなどの季節の野菜を、固いものは下ゆでしたり、皮をむいたりしてから柔らかく煮込むだけ。1年中、いろいろな野菜で応用できます。

B.

活動期の補いに

水分とミネラルを充分に補給して脱水症の予防に注意

　活動期には基本的に絶食するのが望ましいといわれています。ただし水分の摂取が不足すると脱水症になりやすく、のどや唇がかわく、疲労感が強まる、無気力になる、尿量が減少する、体重が減少するなどの症状が表れます。水分の他、Na（ナトリウム）、K（カリウム）、P（リン）、Mg（マグネシウム）など、電解質の欠乏にも注意が必要です。

　腎臓は体の老廃物を体外に排泄する働きをしていますが、下痢の回数が増えて尿量が減少すると老廃物を排出することができなくなり、腎臓に負担がかかります。長期間そのような状態が続くと、腎結石や尿路結石ができやすくなりますから、尿量が1日に最低でも700〜800mlは確保できるよう、充分に水分を摂取しましょう。

　水分を摂取する時は塩分、糖分、カリウム（野菜や果物に豊富なミネラル）などもいっしょに補給することが大切です。水やお茶だけでなく、スポーツドリンク、みそ汁、野菜スープ、野菜ジュース（食塩入りがよい）、昆布茶、刺激の少ない果汁（りんご、桃、洋梨）などもバランスよく摂るようにします。

　のどがかわいたら、そのつど少量ずつこまめに飲むようにし、冷たすぎるものや熱すぎるものは腸管の蠕動（ぜんどう）運動を亢進させるので控えましょう。

●1日の水分平衡の収支　　　　　　　　　　　　　　　　　　　　　　（体重60kgの人の場合）

水分摂取	（ml）	水分排出	（ml）
飲水	1,500	尿	1,500
食事	700	不感蒸泄（皮膚、呼吸などから失われる水分）	900
代謝水	300	糞便	100
計	2,500	計	2,500

甘酸っぱい香りがうれしい
りんごのくず湯(A)

【材料】(2人分)
りんご1個　レモン汁小さじ2　砂糖大さじ4　くず粉(または片栗粉)大さじ1　水カップ1½

【作り方】
1 りんごはよく洗って四つ割りにし、芯を除いて皮ごとすりおろし、すぐにレモン汁を加えて混ぜる。
2 ①を耐熱容器に入れて砂糖を混ぜ、ラップをして電子レンジで約3分加熱する。
3 鍋にくず粉と水の¼量(75cc)を入れてよく溶き混ぜ、ダマがなくなったら残りの水を加え、さらによく混ぜる。
4 鍋を火にかけ、木べらでかき混ぜながら、とろみがつくまで中火で煮る。
5 火を止めて②のすりおろしりんごを加え、よく混ぜ合わせる。

＊栄養量(1人分)
エネルギー149kcal　たんぱく質0.3g
脂質0.1g　食物繊維1.6g

Point　ワンポイントアドバイス
「くず」は漢方薬の「葛根湯(カッコントウ)」の材料に使われ、体を温めるほか、発汗作用も。くず湯は片栗粉でも代用できますが、できれば本くず粉を使ってください。コアントローなどのリキュールを、小さじ1程度入れると風味が増します。砂糖の量は好みで加減してください。

風邪の予防や治療にも効果的
みかんのくず湯(B)

【材料】(2人分)
みかん4個　水約カップ1　くず粉大さじ2　砂糖適宜(好みで)　しょうが適宜(好みで)

【材料】
1 みかんは横半分に切ってレモン絞り器などで果汁を絞り、水を足してカップ2にする。好みで砂糖を加える。
2 鍋にくず粉と①の果汁を入れ、よく溶き混ぜる。ダマがなくなったら火にかけ、木べらでかき混ぜながら、とろみがつくまで中火で煮る。器に盛り、好みでしょうがのすりおろしを添える。

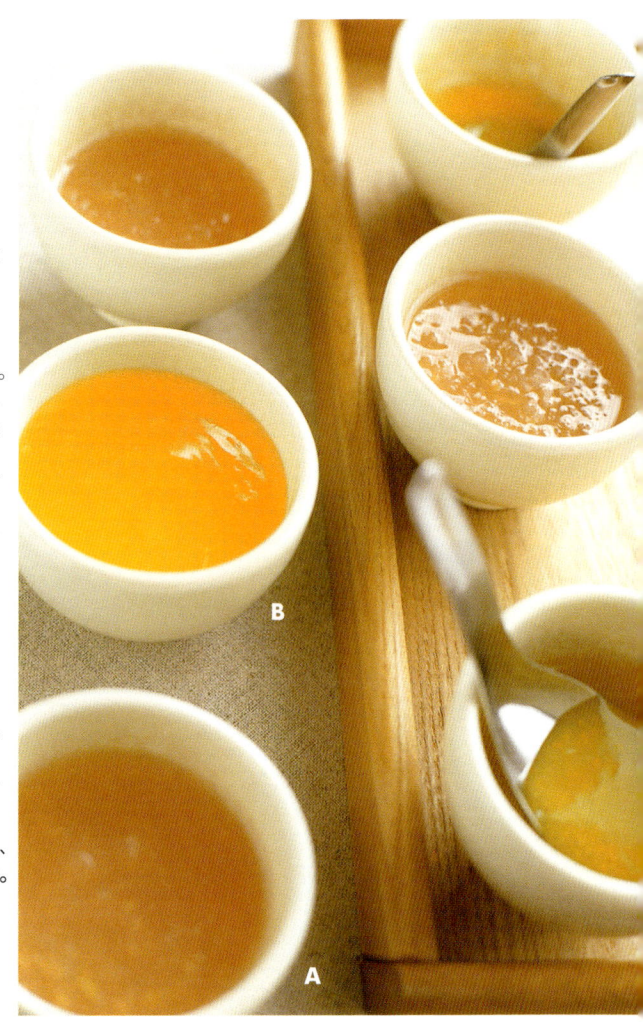

＊栄養量(1人分)(砂糖大さじ½の場合)
エネルギー81kcal　たんぱく質0.5g
脂質0.1g　食物繊維0.1g

Point　ワンポイントアドバイス
　柑橘類はビタミン、ミネラルを豊富に含む優れた食品ですが、そのままでは酸味が強く、腸管に刺激を与えることがあります。果汁を絞って温め、くず粉でとろみをつけて、ゆっくりかむようにして飲むと体が温まり、水分の補給にも役立ちます。みかんの代わりに果汁100%のオレンジジュースを使用してもかまいません。

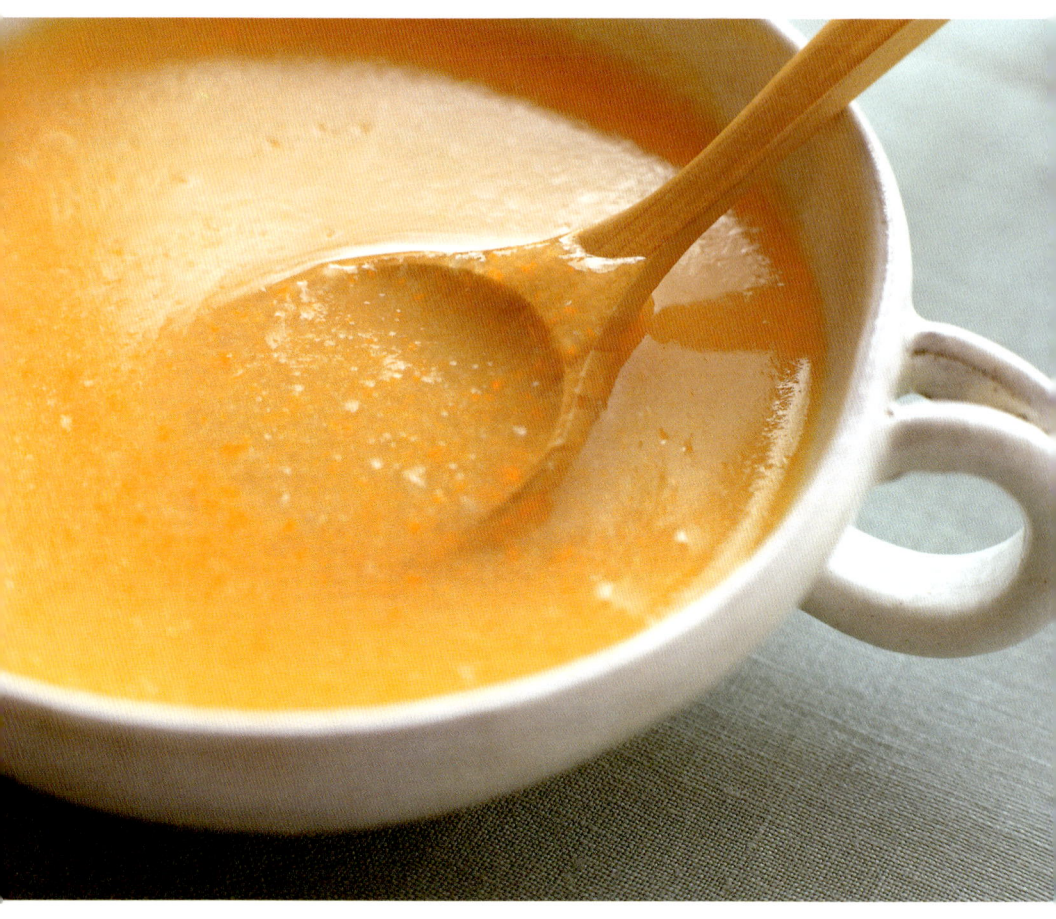

とろりと甘くて飲みやすく、おなかのトラブルを改善します

にんじんスープ

【材料】(2人分)
にんじん50g　白米カップ¼　鶏がらスープカップ2½　塩・こしょう各少々

【作り方】
1 にんじんは皮をむき、いちょう切りにする。
2 米を洗って鍋に入れ、①のにんじんと鶏がらスープを加えて弱火で柔らかくなるまで煮る。
3 ②をスープごとこし器で裏ごしをするか、ミキサーでポタージュ状になるまで撹拌する。
4 ③を鍋に戻し入れて弱火で温め、塩、こしょうを加えて味をととのえる。

＊栄養量(1人分)／エネルギー94kcal
たんぱく質4.4g　脂質0.8g　食物繊維0.8g

Point ワンポイントアドバイス

にんじんはβカロチンを豊富に含むので、粘膜を丈夫にし、内臓を温めます。またペクチンも多いので、下痢や便秘にも有効。鶏がらスープの代わりに固形コンソメやチキンスープの素を使うと、より手軽です。

おいしいので家族用にも作ってあげたい
グリーンポタージュ

【材料】(2人分)
玉ねぎ½個　じゃが芋(中)1個　小松菜50g　鶏がらスープカップ2　塩・こしょう各少々

【作り方】
1 玉ねぎ、じゃが芋は皮をむき、薄切りにする。小松菜はサッとゆで、葉と茎に分けて葉を使う。
2 鍋に鶏がらスープ、①の玉ねぎ、じゃが芋を入れて柔らかくなるまで煮、塩、こしょうをふる。
3 ②をスープごとミキサーに入れ、①の小松菜の葉を加えてポタージュ状になるまで撹拌する。

＊栄養量(1人分)／エネルギー89kcal
たんぱく質4.8g　脂質0.7g　食物繊維2.0g

Point ワンポイントアドバイス
料理名は「ポタージュ」でも、乳製品は使っていません。材料全部をミキサーにかけるので、体調のすぐれない時にも消化がよく、おすすめ。

作ってみたら…▶食べてみたら
●鮮やかな緑色が食欲をそそります。ふだんは摂りにくい小松菜ですが、ミキサーにかけるので安心して食べられます。こしょうを入れすぎたので低脂肪牛乳少量で薄めたら、口当たりもマイルドで、とてもおいしくなりました。今度、かぼちゃで作ってみようと思っています。[H.K.]

体が温まる大根おろしのみそ汁
みぞれ汁

【材料】(2人分)
大根100g　出し汁｛水カップ1½　煮干し粉末小さじ1　かつお節粉末小さじ1　昆布茶小さじ1｝　みそ30g　片栗粉小さじ1　大根の葉少々

【作り方】
1 大根の葉はサッとゆで、細かく刻む。
2 大根は皮をむき、すりおろす。
3 鍋に水、煮干し粉末、かつお節粉末、昆布茶を入れて火にかけ、煮立ったらみそを溶き入れ、片栗粉を倍量の水で溶いて加え、とろみをつける。
4 ③に②の大根おろしを加え、煮立つ直前に火を止める。器に盛り、①の大根の葉を散らす。

＊栄養量(1人分)／エネルギー52kcal
たんぱく質4.1g　脂質1.0g　食物繊維1.6g

Point ワンポイントアドバイス
とても体が温まるみそ汁です。天然素材の煮干しやかつお節の粉末を使うと、おいしいみそ汁が簡単に作れます。煮干しやかつお節からは微量ですがセレンなどの栄養素も摂取できるので、長期間、成分栄養剤や静脈栄養法を施行している患者さんのセレン補給にも役立ちます。

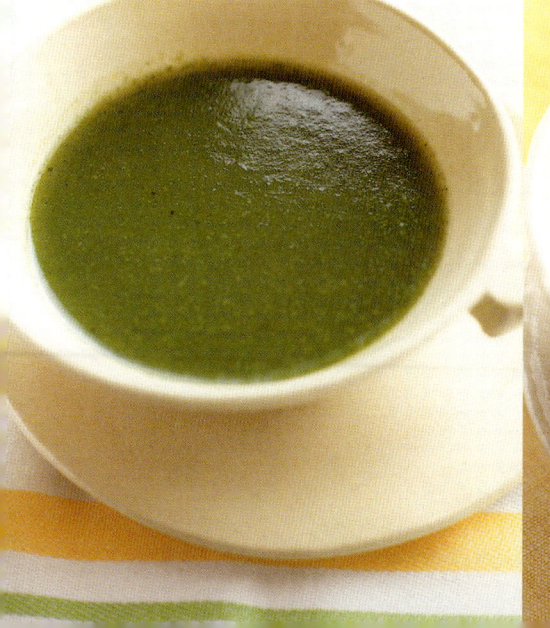

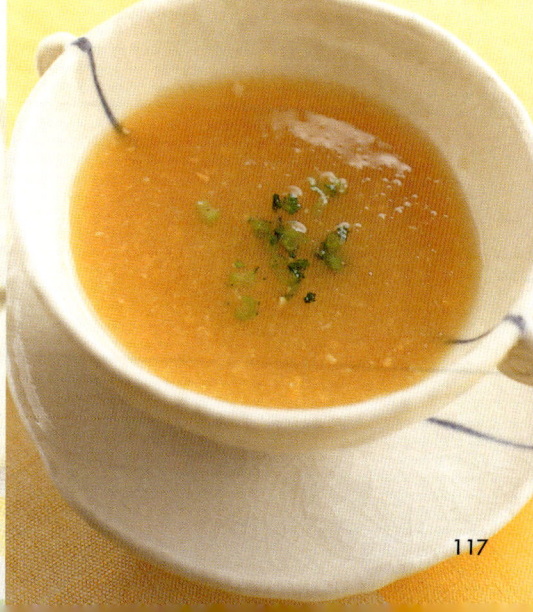

おいしいおかゆ作りのコツのコツ

お米かご飯に水を加えて土鍋でコトコト煮込み、味の変化を楽しんで

おかゆは消化吸収がよく、どんな副菜にも合って主食にぴったり。食欲がないときも、水分の多いおかゆならのどごしもよく、おいしくいただけます。ただし炎症性腸疾患の患者さんだからといって、ずっとおかゆを主食にする必要はありません。体調をみながら、徐々にご飯に移行するとよいでしょう。

おいしいおかゆ作りのコツはなんといっても、お米から土鍋でコトコト炊いていくことです。それでは時間も手間もかかりすぎて大変というときは、ご飯に水を加えて煮込んでもかまいませんが、この場合も、土鍋でコトコト煮込むと、ぐんとおいしくなります。

おかゆは下表のように、米と水の分量を変えれば好みの固さに調整できます。また、おもゆが必要な方は、全がゆとお湯を半々くらいの割合にしてミキサーで撹拌すれば、簡単に作れます。

白いおかゆでは味けないという方は、少し塩味をつけると、ぐっと食べやすくなります。おいしい出し汁で炊いたり、野菜を炊き込んだり、また、おかず兼用の丼物風に仕上げたりして、いろいろ味の変化も楽しんでみましょう。

おかゆの種類	米と水の割合
全がゆ	1：3.5
七分がゆ	1：4.5
五分がゆ	1：6.5
三分がゆ	1：8

米から炊くおかゆの味は格別
白がゆ

【材料】(2人分)
白米カップ1　水カップ3½　塩少々
【作り方】
1 米は水を4～5回変えて手早く洗い、ざるに上げて水けをきる。
2 土鍋に①の米と分量の水を入れ、強火にかける。煮立ったら弱火にし、ふたを少しずらして蒸気を逃がしながら約5分炊き、ごく弱火にしてさらに約30分炊く（ふきこぼれやすいので注意する）。火を止める直前に塩を加え、約10分蒸らす。

＊栄養量(1人分)
エネルギー267kcal　たんぱく質5.1g
脂質1.0g　食物繊維0.6g

玄米を粉末にする裏わざで作る
玄米がゆ

【材料】(2人分)
玄米(生米)カップ½　水カップ3　塩適宜
【作り方】
1 玄米はサッと水洗いしてざるに上げ、水けを充分にきる。
2 ①の玄米をミキサーまたはフードプロセッサーに入れ、米の形がなくなるまで撹拌して粉末状にする。
3 土鍋に②の玄米粉と分量の水を入れ、30分ほどおいて浸水させる。
4 鍋を弱火にかけ、よくかき混ぜながら10～15分煮、塩を加えて味をととのえる。

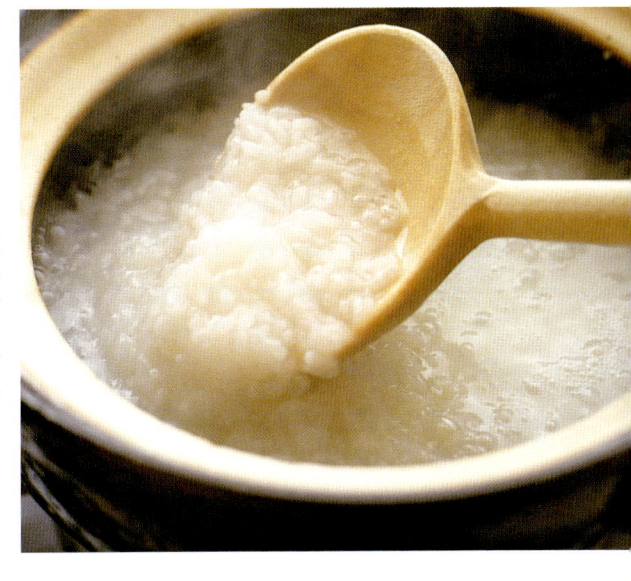

＊栄養量(1人分)
エネルギー132kcal　たんぱく質2.8g
脂質1.1g　食物繊維1.3g

Point　ワンポイントアドバイス
玄米はビタミンやミネラルを豊富に含む優れた食品ですが、食物繊維が多く、消化吸収が悪いのが難点。ミキサーやフードプロセッサーで粉末状にしてからおかゆにすると短時間で仕上がり、消化吸収もよくなります。

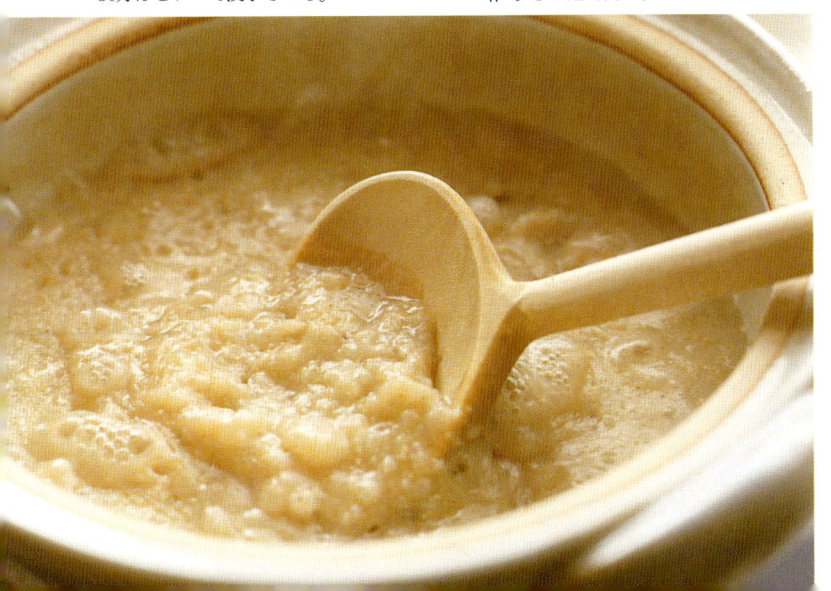

おいしいおかゆバリエーション

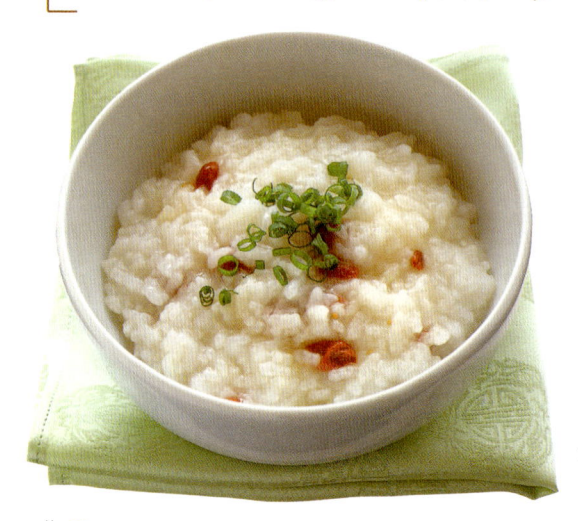

疲れ気味の時におすすめ
クコがゆ

【材料】(2人分)
白米カップ1　水カップ3½　クコの実大さじ2　酒・塩各適宜　万能ねぎの小口切り少々

【作り方】
1 クコの実は酒に浸して柔らかくもどす。
2 米は水を4〜5回変えて手早く洗い、ざるに上げて水けをきる。
3 土鍋に②の米と分量の水を入れ、強火にかける。煮立ったら弱火にし、ふたを少しずらして蒸気を逃がしながら約5分炊く。①のクコの実の水けをきって加え、ごく弱火にしてさらに約30分炊く。
4 火を止める直前に塩を加えて約10分蒸らし、器に盛って万能ねぎを散らす。

＊栄養量(1人分)
エネルギー280kcal　たんぱく質5.8g
脂質1.1g　食物繊維0.7g

Point ワンポイントアドバイス
クコの実にはビタミンCが豊富に含まれています。また、強壮作用もあり、疲労回復や冷え性などにも有効です。

体調の悪い時はこれで元気回復
白身魚の刺身がゆ

【材料】(2人分)
白米カップ1　水カップ3½　塩少々　白身魚(鯛など)の刺身120g　しょうゆ適宜　とろみあん｛出し汁カップ½　塩小さじ¼　しょうゆ小さじ1　片栗粉小さじ1｝　おろししょうが・万能ねぎの小口切り各少々

【作り方】
1 米は水を4〜5回変えて手早く洗い、ざるに上げて水けをきる。
2 土鍋に①の米と分量の水を入れ、強火にかける。煮立ったら弱火にし、ふたを少しずらして蒸気を逃がしながら約5分炊き、ごく弱火にしてさらに約30分炊く。
3 白身魚の刺身は、かゆが炊き上がる10分ほど前にしょうゆをからめる。
4 鍋に出し汁、塩、しょうゆを煮立て、片栗粉を同量の水で溶いて加える。
5 かゆを器に注ぎ、③の刺身と④のあんを盛り、しょうがと万能ねぎをのせる。

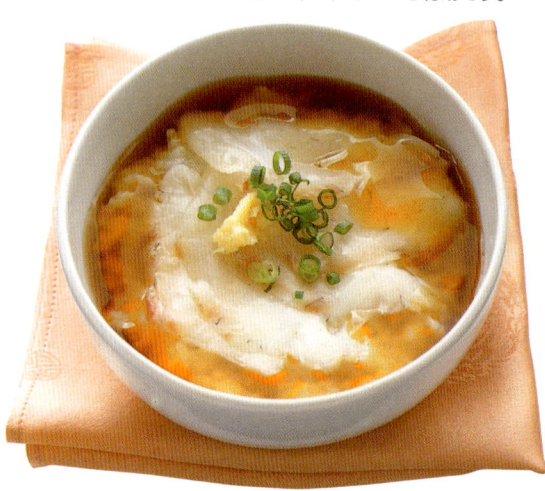

＊栄養量(1人分)／エネルギー344kcal　たんぱく質16.8g
脂質3.0g　食物繊維0.8g

Point ワンポイントアドバイス
白身魚は脂質が少なくて消化吸収にも優れているので、体調がよくないときのたんぱく質源として利用できます。

体調によって滋養強壮効果のある素材を炊き込んだり、ウーロン茶や干し貝柱のうまみで炊いたりすれば、飽きずにおいしくいただけます。

貝柱の風味が食欲をそそる
ウーロン茶がゆ

【材料】(2人分)
冷やご飯カップ1　ウーロン茶カップ2½　干し貝柱1個　塩・しょうゆ各少少　三つ葉(または香菜(シャンツァイ))のざく切り適宜

【作り方】
1 冷やご飯はざるに入れて流水にあてながらパラパラにほぐし、水けをよくきる。
2 干し貝柱は熱湯でもどし、粗くほぐす。
3 厚手の鍋に分量のウーロン茶と貝柱を入れて煮立て、①のご飯を加えて火にかける。煮立ったらご飯が少し踊る程度の火加減にし、ふたをしないで約20分炊く。
4 ご飯粒がくずれてきたら塩、しょうゆを加え、器に盛り、三つ葉を散らす。

＊栄養量(1人分)
エネルギー104kcal　たんぱく質4.3g
脂質0.4g　食物繊維0.4g

Point ワンポイントアドバイス
さっぱりした味なので、食欲がないときにもおすすめです。貝柱は柔らかくなるまで煮るので、消化吸収の点で問題はないと考えられますが、心配な方は貝柱を市販のお茶パックなどに入れて、味出しとして使用してください。

甘みがあって腹もちもよい
かぼちゃがゆ

【材料】(2人分)
冷やご飯カップ1　水カップ4　かぼちゃ80g　塩小さじ1　砂糖適宜(好みで)

【作り方】
1 冷やご飯はざるに入れて流水にあてながらパラパラにほぐし、水けをよくきる。
2 かぼちゃは種を取り、皮を薄くむいて2cm角に切る。
3 鍋に分量の水を沸騰させて①のご飯を入れ、煮立ったら塩を加え、ご飯が少し踊る程度の火加減で、ふたをしないで約20分炊く。10分ほど炊いたところで②のかぼちゃを加え、好みで砂糖を加える。

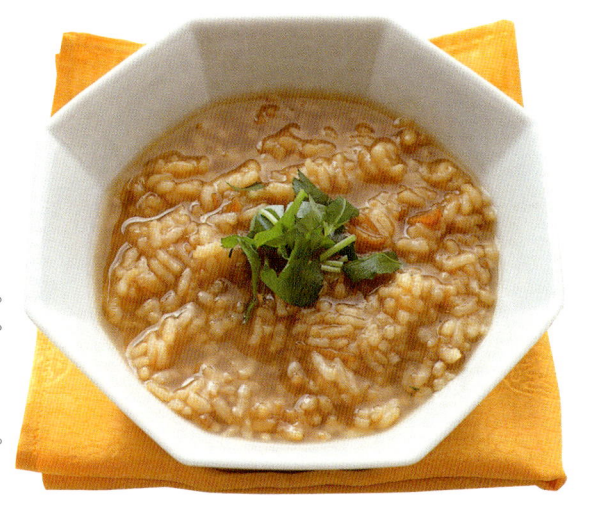

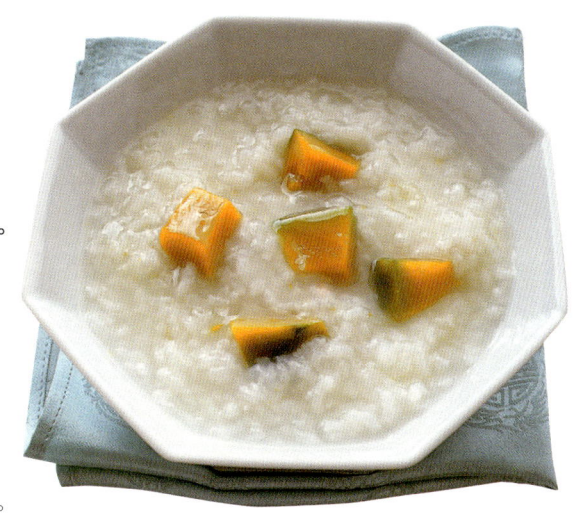

＊栄養量(1人分)(砂糖は含まず)
エネルギー121kcal　たんぱく質2.3g
脂質0.4g　食物繊維1.3g

Point ワンポイントアドバイス
かぼちゃの皮には食物繊維が多いので、皮をむいて使ってください。

Q&Aのページ

Q 貧血にいい食べ物はありますか?

A: 貧血には鉄分が不足する鉄欠乏性貧血と葉酸、ビタミンB_{12}が不足する巨赤芽球性貧血があります。鉄分は植物性に由来する非ヘム鉄と動物性に由来するヘム鉄とがあります。これらは同じ含有量であっても吸収率が異なり、一般に植物性のものより動物性のものが吸収率が高いとされています。

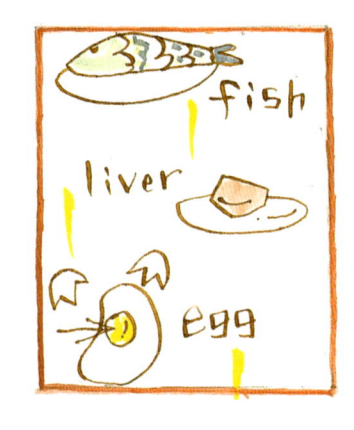

動物性の鉄分でおすすめの食品はかつお、レバー(肝臓)、卵黄、かきなどです。また、鉄はビタミンCといっしょに摂るとその吸収がよくなるという性質があります。ビタミンB_{12}については、「不足しやすい栄養素」の項(P.18)を参照して下さい。

Q 炎症性腸疾患の病態と腸内細菌叢は関係がありますか?

A: 炎症性腸疾患の下痢やガスに細菌叢のバランスが関係しているといわれ、ビフィズス菌や乳酸菌などの有益な菌が減少し、ガスを産生するクロストリジウム属菌や大腸菌などが増加していることが知られています。ビフィズス菌や乳酸菌を摂取することにより、腸内細菌叢のバランスがよくなり、下痢の改善、ガスの抑制、またビタミンB複合体、ビタミンKの生成や胆汁酸の代謝の促進など、私たちの体に有益な働きが期待されます。

食物繊維や難消化性でんぷん、オリゴ糖などの難消化性糖質を摂取すると、大腸内の細菌によって分解・発酵を受け、酢酸、酪酸、プロピオン酸などの短鎖脂肪酸が産生され、これらが大腸粘膜の栄養源となります。また便性も改善されます。

Q 牛乳は病態を悪化させますか?

A: 牛乳を控えるように指導する理由は大きく分けて2つあります。1つは牛乳には、乳糖と呼ばれる糖分がたくさん含まれていますが、炎症性腸疾患、とくに潰瘍性大腸炎の患者さんでは、この乳糖を分解する酵素(乳糖分解酵素・ラクターゼ)が不足していることが多いといわれています。乳糖不耐症では腹部膨満感、腹痛、下痢などが生じます。また糞便中の乳酸量が増加して腸管粘膜障害を、発酵によって

産生された高濃度の有機酸が大腸粘膜の血流を阻害し、病態を悪化させるともいわれています。

ヨーグルトなど発酵食品は乳酸菌が乳糖をある程度分解してくれるので、乳糖不耐症の患者さんでも食べることができます。

もう1つの理由は乳脂肪です。乳製品に含まれる脂肪は主に飽和脂肪酸が多いため、避けたほうがいいといわれています。乳脂肪を控えるために低脂肪牛乳やスキムミルクを用いることがありますが、これらは通常の牛乳に比べて乳糖の含有量が多いので、乳糖不耐症の患者さんでは注意が必要です。

Q お鮨や刺身など魚を生で食べるのは大丈夫ですか?

A: お鮨や刺身などの生ものは雑菌が多く、腸内発酵しやすくなります。寛解期では問題ないと考えますが、体調がすぐれないときには加熱調理することをおすすめします。

Q 外食のときの注意点は? どんなものを食べたらいいですか?

A: 外食では低脂肪・低残渣の条件を満たしたメニューがなかなかありません。そんなときは勇気を出して、「お腹の調子が悪いので、油を控えめに(または使わないで)作ってください」と言ってみましょう。病気であることを言う必要はありません。人間誰しもお腹の状態が悪いときは脂肪を控えるのですから。

また、コンビニなどの食事をどれにしようかと選択して食べる場合には、必ず栄養成分の脂肪量を確認するようにしましょう。1日の約1/3程度の脂肪量（10g程度）のメニューを選択するとよいでしょう。揚げ物などでは、衣を残すだけでかなり脂質を控えることができます。

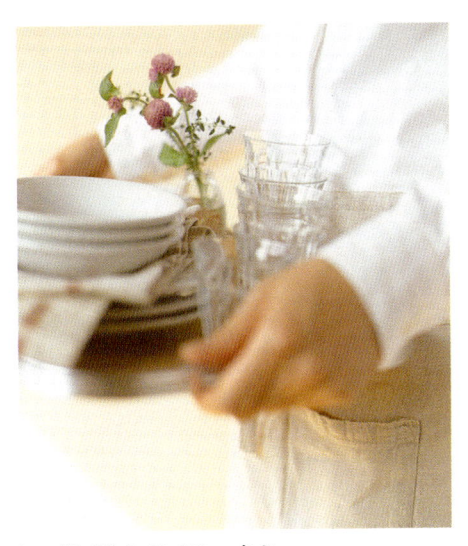

Q 経腸栄養剤は成分栄養剤のほかにどんなものがありますか?

A: 経腸栄養剤は窒素源の形により、自然食品流動食、半消化態栄養剤、消化態栄養剤の3つに分類されます。

【自然食品流動食】

自然の食品で通常の食事に用いられる材料をブレンダーした市販品

Q&Aのページ

がある。利点は栄養価が高いこと、必要な栄養素(未知の成分も含めて)がバランスよく確保できる点であるが、窒素源がたんぱく質であること、脂肪の含有量が多いことなどがあり、炎症性腸疾患にはあまり使われない。

【半消化態栄養剤】

自然食品を人工的に処理した高カロリー、高たんぱく質の経腸栄養剤。薬品扱いのものと食品扱いのものの2種類がある。前者は医師の処方箋を必要とするが、後者は必要としない。が、全額自己負担に。

窒素源は牛乳や大豆などのたんぱく質が主であるため、クローン病の患者さんでは食事性抗原となりえますが、消化態栄養剤が飲めない方は半消化態栄養剤でもよいでしょう。

【消化態栄養剤】

すべての栄養素が最小単位で構成された栄養剤。窒素源はアミノ酸もしくはペプチド、糖質はデキストリンを使用。その他必須脂肪酸、ビタミン、ミネラルが含まれている。これは、消化吸収能の低下している患者や胆・膵疾患患者、炎症性腸疾患や短腸症候群などに用いられる。その作用機序(メカニズム)は、栄養素がほとんど消化された形になっているので、速やかに上部消化管で吸収される。また、窒素源がアミノ酸分解されていて、食事性抗原が除去されており、食物繊維や脂肪も少ないので、腸管の安静と炎症の改善が得られると考えられている。

消化態栄養剤は成分栄養剤(エレンタール)とペプチド栄養剤(ツインライン)に分類される。

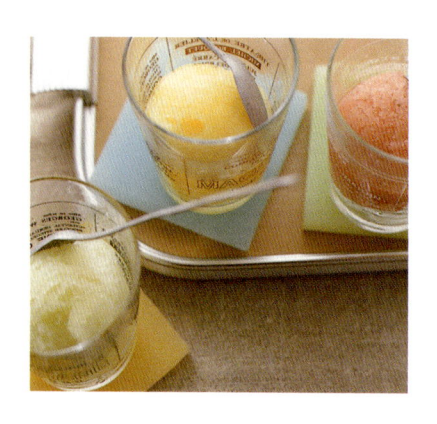

Q 食欲がないときはどうしたらよいでしょうか?

A: 食欲がないときは、冷たく、のどごしのよいものが食べやすいと思います。例えば、まずゼリー、コンポート、プリン、シャーベットなどの甘いものが食べやすいでしょう。そして、冷奴、冷麦、そうめん、うどんなどののどごしのよいものなどはいかがでしょう。

また、おかずの味付けを濃くして、塩分を多めにとってみるのも一つの方法です。

料理・事項索引 (分類内五十音順)

(材料の内容に応じて複数に分類してある料理もある。)

【料理】

●ご飯・おかゆ

- あじの干物の混ぜご飯 …………………27
- 穴子の混ぜずし…………………………26
- ウーロン茶がゆ…………………………121
- かきのリゾット…………………………28
- かぼちゃがゆ……………………………121
- カルシウム(Ca)ご飯……………………31
- クコがゆ…………………………………120
- 玄米がゆ…………………………………119
- ご飯……………………88,93,99,101,102,103
- さけチャーハン…………………………24
- しば漬けとしそうの混ぜご飯……………27
- 白がゆ……………………………………119
- 白身魚の刺身がゆ………………………120
- 鯛めし……………………………………30
- チキンピラフ……………………………25
- 中華おこわ………………………………32
- 天津丼……………………………………95
- トマトリゾット…………………………29
- ビタミンふりかけ………………………33
- まぐろ丼…………………………………97
- 和風カレーライス………………………23

●パスタ・パン・めん

- 梅干とささみのスパゲッティ…………37
- クリームサンド…………………………50
- ジャージャーめん………………………90
- ジャムつきトースト……………………89
- スクランブルエッグのピザトースト…46
- ソースパスタ焼きそば風………………39
- 卵サンド…………………………………48
- 卵とじうどん……………………………91
- たらことろろめん………………………41
- チキンカツサンド………………………49
- ツナサンド………………………………48
- ツナトマトスパゲッティ………………36
- 鶏肉と小松菜のにゅうめん……………42
- パスタの冷やし中華風…………………40
- パンケーキ………………………………45
- ピザトースト……………………………47
- フレンチトースト………………………47
- ほうれんそうとアンチョビーのスパゲッティ…36
- ポテトサンド……………………………49
- ホワイトクリームスパゲッティ………35
- みそ煮込みめん…………………………43
- 焼きなすの冷製パスタ…………………38
- ロールサンド……………………………50

●魚介

- あじの揚げだし…………………………60
- あじの干物 大根おろし添え……………88
- いわしの梅煮……………………………57
- えびと白身魚の和風焼売…………………53
- かきのケチャップあえ…………………61
- 季節の魚の塩焼き 大根おろし添え……101
- 金目鯛の煮つけ…………………………93
- さけのホイル焼き………………………108
- さけのムニエル 粉ふき芋添え…………99
- ささみとはんぺんの茶碗蒸し…………107
- さばの竜田揚げ風………………………57
- じゃが芋入りブイヤベース……………59
- じゃことしそのふりかけ………………33
- 白身魚の梅みそ焼き……………………54
- 白身魚のオランデーズソース焼き……102
- 白身魚のおろし煮………………………111
- 白身魚のみそ煮…………………………109
- 鯛のカルパッチョ………………………58
- たらこ豆腐………………………………69
- たらのにんにくじょうゆ焼き…………55
- 豆腐とえびのチリソース風……………67
- 豆腐とかにの卵白とじ…………………66
- はんぺん入りつくね焼き………………103

125

はんぺんのふわふわ煮……………108
ぶりの鍋照り焼き………………56
蒸し魚のあんかけ………………110

●肉
カレー肉じゃが…………………101
ささみ餃子………………………73
ささみとはんぺんの茶碗蒸し……107
チキンカツ………………………72
鶏肉のクリーム煮………………75
鶏肉のトマト煮…………………74
鶏のから揚げ風…………………71
鶏レバーのソースマリネ………102
麻婆豆腐…………………………68

●卵・豆腐
炒り豆腐…………………………113
きゅうりと生ゆばの酢の物……93
ささみとはんぺんの茶碗蒸し……107
スフレオムレツ…………………65
たらこ豆腐………………………69
豆腐とえびのチリソース風……67
豆腐とかにの卵白とじ…………66
豆腐と野菜の卵とじ……………111
豆腐の田楽………………………109
ポーチドエッグ…………………112
麻婆豆腐…………………………68

●野菜
温野菜のピクルス………………89
かぼちゃの煮物 ラディッシュ添え……102
カレー肉じゃが…………………101
きゅうりと生ゆばの酢の物……93
グリーンアスパラのごまあえ…102
木の芽焼き………………………112
コールスローサラダ……………99
じゃが芋入りブイヤベース……59
大根とにんじんのきんぴら……97
筑前煮……………………………103
豆腐と野菜の卵とじ……………111
鶏肉のクリーム煮………………75
鶏肉のトマト煮…………………74
拌三絲……………………………95

ほうれんそうのお浸し…………88
野菜の熟煮………………………113

●汁物
あさりのみそ汁…………………101
お麩と三つ葉の澄まし汁………97
グリーンポタージュ……………117
さつま汁…………………………93
大根と油揚げのみそ汁…………99
卵とチーズのふわふわスープ…89
青梗菜とはんぺんの中華スープ…90
豆腐とねぎのみそ汁……………88
にんじんスープ…………………116
みぞれ汁…………………………117
ワンタンスープ…………………95

●デザート
杏仁豆腐…………………………90
いちごのシャーベット…………85
オレンジシャーベット…………85
かぼちゃのプディング…………82
キャロットケーキ………………80
栗の甘露煮とりんご……………103
黒胡麻のムース…………………82
紅茶のシフォンケーキ…………78
白玉じるこ………………………91
ソフトリングケーキ……………77
パンプディング…………………83
ふわふわケーキ…………………79
ポンム・シャトレーヌ…………81
みかんのくず湯…………………115
メロンシャーベット……………85
柚子ゼリー………………………83
洋梨のコンポート………………84
洋梨のヨーグルトがけ…………89
りんごのくず湯…………………115
りんごのコンポート……………84
レアチーズケーキ………………86

【一般事項】

- 亜鉛 …………………………… 18
- アミラーゼ ……………… 22, 34, 70
- イースト(酵母) ………………… 44
- 一日に必要なエネルギー ………… 14
- 一価不飽和脂肪酸
  (n-9系脂肪酸＝オレイン酸系脂肪酸)
  ……………………………… 62, 63
- EPA ……………………………… 52, 62
- n-3系脂肪酸(α-リノレン酸系脂肪酸) ‥ 62
- n-6系脂肪酸(リノール酸系脂肪酸)
  ……………………………… 62, 63
- 炎症性腸疾患 …………………… 8
  - ——の患者数 …………………… 11
- 外食 …………………………… 123
- 潰瘍性大腸炎 …………………… 8
  - ——の推定発症年齢 …………… 11
  - ——の原因 ……………………… 9
  - ——の薬物療法 ………………… 9
- 学校生活 ……………………… 19
- カルシウム …………………… 18
- 寛解期 ………………………… 8, 14
- 狭窄 ………………………… 13, 106
- グルテン ……………………… 34
- クローン病 …………………… 8
  - ——の栄養療法 ………………… 10
  - ——の外科的治療 ……………… 10
  - ——の推定発症年齢 …………… 11
  - ——の原因 ……………………… 9
  - ——の薬物療法 ………………… 10
- 経腸栄養剤(経腸栄養法) ……… 10, 123
- 高エネルギー食 ………………… 12
- 再燃 ………………………… 8, 14
- 自然食品流動食 ………………… 123
- 脂肪酸 ………………………… 62
- 脂肪酸バランス ………………… 63
- 就職 …………………………… 19
- 消化態栄養剤 …………………… 124
- 食事性抗原 ……………… 12, 22, 34
- 食品添加物 ……………………… 15
- 食品の選び方 ………………… 16-17
- 食物繊維 ……………………… 13, 22
- 水分摂取 ……………………… 114
- 水分平衡 ……………………… 114
- 水溶性食物繊維 ………………… 13
- スライド方式 ………………… 14
- 成分栄養剤 ………… 10, 12, 14, 106, 124
- 生理 …………………………… 20
- セレン ………………………… 18
- 増粘剤(増粘多糖類) …………… 15
- 多価不飽和脂肪酸 ……………… 62
- 多脂性食品 …………………… 13
- 脱水症 ………………………… 114
- たんぱく質 …………………… 104
- 中心静脈栄養法 ………………… 10
- 腸管の安静 …………………… 106
- 腸内細菌叢 …………………… 122
- 調味料 ………………………… 104
- DHA …………………………… 52, 62
- 低刺激食 …………………… 13, 106
- 低脂肪食 …………………… 12, 106
- 特定疾患 ……………………… 10
- 特定疾患医療給付事業 ………… 10
- 生もの ………………………… 123
- 難消化性でんぷん
  (レジスタントスターチ) … 13, 22, 122
- 難病情報センター ……………… 11
- 乳糖不耐症 …………………… 122
- 妊娠・出産 …………………… 20
- 半消化態栄養剤 ………………… 124
- 非水溶性食物繊維
  (不溶性食物繊維) ………… 13, 106
- ビタミン B_{12} ………………… 18
- 必須脂肪酸 …………………… 62
- 貧血 ……………………… 18, 122
- フードブロッケージ …………… 106
- 不飽和脂肪酸 ………………… 52, 62
- ペプチド栄養剤 ………………… 124
- 飽和脂肪酸 …………………… 62

器協力(P.112-113)
　三好建太郎
　福井県武生市粟野町 3-17
　tel.&fax. 0778-28-1132

著者ならびに監修者（CCFJ）の紹介は、カバーの袖に掲出しました。

医学監修

髙添正和（たかぞえ・まさかず）
東京山手メディカルセンター副院長・炎症性腸疾患センター長。
厚生労働省特定疾患研究班メンバー、難病情報センター（IBD企画担当）としても活動中。
著書に『炎症性腸疾患ケアマニュアル』（医学書院）、『炎症性腸疾患のすべて』（メジカルビュー社）などがある。

制作スタッフ

料理制作　沼口ゆき（アシスタント・柳川澄江）
写真撮影　木村　拓
スタイリング　村上桜子

＊

装幀・本文デザイン　笠井亞子
イラスト　飯島栄子
栄養計算　関　典子

＊

構成・編集ディレクション　村上卿子（MEC）
編集協力　冨所恂子　小幡千佳子

安心レシピでいただきます！ 潰瘍性大腸炎・クローン病の人のための
　　　　　　　　　　　　　　　　おいしいレシピ125

2001（平成13）年5月15日　初版1刷発行
2020（令和2）年1月30日　同22刷発行

著　者　斎藤　恵子
発行者　鯉渕　友南
発行所　株式会社 弘文堂　　101-0062 東京都千代田区神田駿河台1の7
　　　　　　　　　　　　　　TEL 03(3294)4801　振替 00120-6-53909
　　　　　　　　　　　　　　https://www.koubundou.co.jp
印　刷　図書印刷
製　本　井上製本所

©2001 Keiko Saito. Printed in Japan.
Ⓡ 本書の全部または一部を無断で複写複製（コピー）することは、著作権法上での例外を除き、禁じられています。本書からの複写を希望される場合は、日本複写権センター（03-3401-2382）にご連絡ください。

ISBN4-335-76003-5